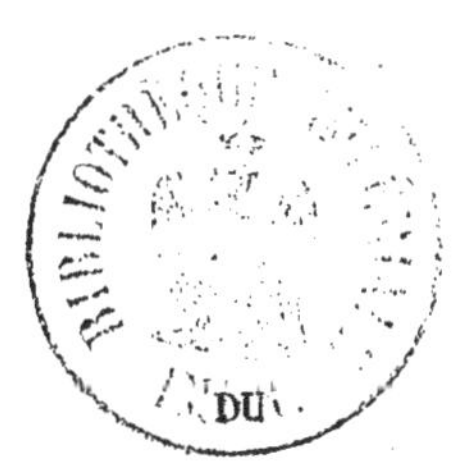

CHOIX D'UN CLIMAT D'HIVER

DANS LE TRAITEMENT

DES AFFECTIONS CHRONIQUES DE LA POITRINE

ET SPÉCIALEMENT

DE LA PHTHISIE PULMONAIRE

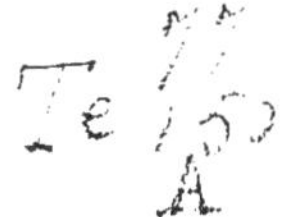

DU

CHOIX D'UN CLIMAT D'HIVER

DANS LE TRAITEMENT DES

AFFECTIONS CHRONIQUES DE LA POITRINE

ET SPÉCIALEMENT

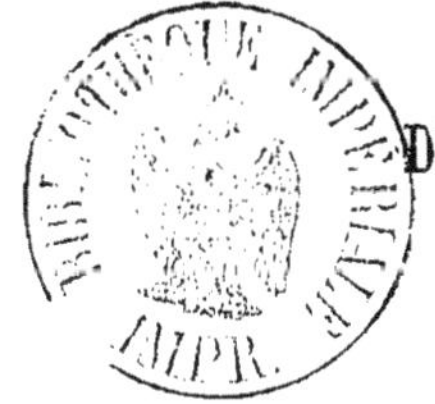

DE LA PHTHISIE PULMOMAIRE

PAR

LE DOCTEUR BONNET DE MALHERBE

Médecin aux eaux de Cauterets,
Ex-inspecteur des établissements d'eaux minérales de Bagnères et de Paris,
Chevalier de la Légion d'honneur
Et de l'Ordre royal de Charles III d'Espagne.

(A MENTON L'HIVER.)

DEUXIÈME ÉDITION.

PARIS

J.-B. BAILLÈRE ET FILS,

LIBRAIRES DE L'ACADÉMIE IMPÉRIALE DE MÉDECINE,

Rue Hautefeuille, 19, à Paris;

Londres,	New-York,
H. BAILLIÈRE, REGENT STREET, 219.	BAILLIÈRE BROTHERS, BROADWAY, 440.

MADRID. — C. BAILLY-BAILLIÈRE, CALLE DEL PRINCIPE, 11.

1861.

AVANT-PROPOS

En publiant, l'année dernière, dans un de nos journaux de médecine les plus répandus, le travail qui suit, nous avons eu surtout en vue de fournir à nos confrères quelques renseignements utiles sur une question que la plupart d'entre eux ne peuvent pas étudier eux-mêmes. L'accueil favorable qui a été fait à cet essai nous engage à le reproduire aujourd'hui en y ajoutant quelques nouveaux développements pour ce qui concerne la station qui a nos préférences, celle de Menton, qu'un nouveau séjour de six mois nous a appris à mieux apprécier encore et nous a déterminé à choisir comme séjour d'hiver. Nous sommes heureux surtout de pouvoir publier le résumé des observations faites pendant dix années, avec autant de zèle que de scrupuleuse exactitude par l'un des plus honorables habitants de Menton, M. de Bréa, ancien sous-intendant militaire. Ces observations faites par un homme étranger à la médecine, mais non à la science, et à l'abri de tout soupçon d'exagération, fournissent un précieux document pour l'étude du climat de Menton dont la place est désormais marquée parmi les meilleures stations hivernales de notre continent.

En entreprenant la tâche délicate, mais nécessaire, d'un aperçu comparatif sur les diverses stations hivernales, nous ne nous étions pas dissimulé la difficulté du sujet et, quelque soin que nous ayons mis à rester impartial, nous n'avons pu échapper aux réclamations d'un de nos honorables confrères de Nice. — Comme cette question de l'appréciation du climat de Nice est particulièrement ardue en raison des opinions très diverses qui ont été émises, comme Menton ne figure que depuis bien peu de temps parmi les stations hivernales, que cette ville, appartenant aujourd'hui au nouveau département dont Nice est le chef-lieu, n'a pas toujours été en parfait accord avec sa brillante voisine, et que les rivalités politiques sont trop anciennes et trop profondes pour qu'elles ne se traduisent pas encore aujourd'hui sous une autre forme, nous avons tenu à mettre sous les yeux de nos lecteurs les pièces d'un procès dans lequel nous les prendrons volontiers pour juges.

L'habitation des climats du Midi pendant l'hiver a, de tout temps, été conseillée comme un des moyens les plus puissants pour la guérison des affections chroniques des voies respiratoires, et, même à l'époque où l'on regardait encore la tuberculisation pulmonaire comme une maladie incurable, les médecins les plus autorisés conseillaient ce moyen, sinon pour conduire à un succès auquel ils ne croyaient pas, au moins pour procurer aux malades un soulagement qui, faute de mieux, était le but de leurs efforts. Aujourd'hui que les travaux de Laennec, de Rogée, de MM. Louis, Andral, Fournet, A. Latour, Guéneau de Mussy, ont, avec des nuances diverses, constaté la curabilité d'une affection qui, dans les grands centres de population de l'Europe, compte pour *un cinquième* dans la mortalité, tous les moyens qui peuvent concourir à diminuer ce terrible fléau ont été l'objet de nouvelles et constantes études.

L'immense révolution qui s'est opérée depuis quelques années dans les relations internationales, par la création des voies ferrées et la réforme du régime quarantenaire, a rendu bien plus faciles des déplacements qui pour les malades, pour les Français surtout, sont toujours une grosse affaire et auxquels on n'a trop souvent recours qu'*in extremis*. Aussi, la climatologie médicale qui, il y a quelques années encore, était chez nous une science à peine connue et pour l'étude de laquelle il fallait avoir recours à des livres étrangers non traduits dans notre langue, tels que l'ouvrage du docteur Clark (1), la climatologie médicale a été, depuis quelque temps, l'objet d'intéressants travaux.

La science s'est enrichie de bonnes monographies, parmi lesquelles on peut citer les travaux de MM. Barth, sur Hyères, Naudot et Roubaudy, sur Nice, Taylor, sur Pau, mais surtout l'excellent livre sur le climat de l'Italie, par le docteur E. Carrière, qui peut être considéré comme ce qui a été écrit de plus exact et de plus complet dans notre langue sur cette importante question.

(1) *The sanative influence of climate.*

Les rapports intimes qui existent entre l'étude des climats d'hiver et celle des eaux minérales, les loisirs qui ne se rencontrent guère dans la vie médicale que lorsqu'on pratique, comme nous le faisons depuis vingt ans, la médecine thermale, nous ont donné le désir et la possibilité d'étudier nous-même et sur place la climatologie des principales stations hivernales; plusieurs hivers passés en Algérie, à Pau et en Italie, les observations que nous avons pu y faire, les renseignements que nous ont fournis des observateurs scrupuleux et désintéressés, nous permettent de donner aujourd'hui à nos confrères quelques indications qui ne leur seront peut-être pas sans utilité pour la solution d'un problème qui leur est souvent posé, le choix d'une station hivernale pour le traitement de quelques affections chroniques, et spécialement pour celui de la tuberculisation pulmonaire.

Ainsi que nous l'avons dit, la curabilité de cette cruelle affection est admise aujourd'hui par la plupart des médecins qui sont également d'accord sur l'utilité du séjour pendant l'hiver dans un climat chaud. Bayle lui-même, qui ne croyait pas à la guérison possible de la phthisie pulmonaire, insistait sur la nécessité de dépayser les malades, surtout au premier degré de l'affection. M. Louis recommande ce moyen comme procurant aux malades la possibilité de faire de l'exercice pendant l'hiver. « Comme l'habitation d'un pays chaud pendant l'hiver, dit ce savant médecin, permet de prendre l'exercice en plein air, pendant de longs jours qui obligent presque nécessairement au repos dans les pays froids et humides, il faut admettre que les personnes faibles qui habitent un pays froid, doivent se bien trouver de l'habitation d'un pays chaud en hiver.... On peut et l'on doit, dans certains cas, leur conseiller ce déplacement. L'habitation d'un climat doux en hiver ne dispense pas, il est vrai, de beaucoup de précautions; mais elle permet, quand l'affection est encore à son début, quand le mouvement fébrile est nul ou peu considérable, la perte des forces médiocre, elle permet l'exercice en plein air, la plus grande partie de la saison rigoureuse elle concourt ainsi à l'entretien des forces, etc... »

Un des meilleurs élèves de M. Louis, notre regrettable ami Valleix, s'exprimant sur la même question, la résout d'une façon moins favorable. « Tout le monde sait, dit-il, qu'on a de tout temps vanté certains climats comme propres, non seulement à préserver de la phthisie pulmonaire, mais encore à guérir cette maladie lorsqu'elle existe. Je ne rappellerai pas les discussions auxquelles cette opinion a donné lieu, je me bornerai à dire, sans prétendre que l'influence du climat n'est point favorable, qu'on n'a point de preuves convaincantes qu'elle ait procuré la guérison de la phthisie. J'ajouterai même que, dans certains pays méridionaux, Marseille et Rome par exemple, la phthisie pulmonaire est à peu près aussi fréquente qu'à Paris, et, comme à Paris, se termine par la mort. »

Il y a sur cette appréciation deux remarques à faire. D'abord, plusieurs observateurs dignes de foi, parmi lesquels nous citerons M. Guéneau de Mussy, ont constaté des cas assez nombreux de phthisie confirmée guéris à la suite de l'usage des eaux sulfureuses et du séjour dans des stations hivernales bien choisies, comme Madère, Menton et Pau; nous avons nous-même observé plusieurs faits de ce genre, l'un, entre autres, relatif à une dame de Paris, soignée par le docteur Hardy, offrant les signes d'une caverne au sommet du poumon droit, et étant aujourd'hui dans de très bonnes conditions, après deux saisons passées à Cauterets sous notre direction, une saison aux Eaux-Bonnes et deux hivers à Menton. En second lieu, et nous aurons à insister sur ce point, il ne suffit pas qu'une ville soit située dans le Midi pour qu'elle constitue une bonne station médicale, il faut encore, il faut surtout qu'elle soit abritée contre les vents, et tout le monde sait que, à cet égard, Marseille est dans des conditions très défavorables et qu'elle paie un large tribut au mistral; Rome, bien que dans de meilleures conditions, laisse cependant beaucoup à désirer; enfin, et c'est là encore un point important qu'il ne faut pas perdre de vue, Rome et Marseille, comme tous les grands centres de population, par des causes qui leur sont communes, et en tête desquelles il faut placer les habitations humides et mal aérées, l'encombrement, la mauvaise nourriture, etc., paient un large tribut à la phthisie pulmonaire.

On comprend donc facilement que, pour bien apprécier cette question, il ne suffit pas de se préoccuper du degré de latitude sous lequel on observe, mais qu'il faut, avant tout, prendre en considération les diverses conditions climatériques qui constituent une bonne station médicale, qu'il faut enfin tenir grand compte des conditions hygiéniques dans lesquelles sont placés les sujets soumis à l'observation.

Au milieu de toutes les controverses qu'a fait naître l'examen de cet important problème, nous ne devons pas passer sous silence un travail publié naguère par M. le docteur Jules Rochard, récompensé par l'Académie de médecine, et d'après lequel la navigation et les pays chauds auraient une fâcheuse influence sur la terminaison de la phthisie pulmonaire.

Nous nous rangeons, à cet égard, à l'opinion de M. le professeur Forget, de Strasbourg, qui a fait justice de ces exagérations avec autant de verve que de bon sens, dans un excellent livre dont il vient d'enrichir la science (1). Nous croyons avec lui à l'heureuse influence des climats chauds, et nous ne pouvons mieux faire que de le citer : « Les malheureux poitrinaires, dit M. Forget, ont le froid en horreur; ils redoutent l'hiver à bon droit, et ils attendent le retour de la chaleur comme le condamné attend sa grâce. » Mais le point important sur lequel il faut insister, ce sont les précautions hygiéniques, c'est le soin constant qu'il faut avoir de se soustraire pendant l'hiver aux variations de température, et, pendant l'été, à l'extrême chaleur. — « Appliquez ces préceptes, ajoute M. Forget, à la vie des colonies, imposez aux malades les habitudes indolentes des créoles des Antilles, et vous serez obligé de beaucoup rabattre de vos chiffres mortuaires. Au lieu de cela, qu'avez-vous fait? Vous avez pris vos sujets d'observation et de statistique parmi de pauvres soldats ou de malheureux marins obligés à faire faction ou à travailler rudement sous un soleil vertical, et voilà ce que vous donnez comme preuve de l'influence pernicieuse des climats chauds sur les phthisiques! »

A côté de l'opinion de M. Rochard, il est bon encore de placer les chiffres suivants, extraits de documents officiels publiés par M. Heusinger, et cités par M. Michel Lévy, dans son *Traité d'hygiène*.

Il résulte de ces documents que, dans les Iles Britanniques, on compte 6 phthisiques sur 1,000 habitants; à Malte et à Maurice, 7 sur 1,000; mais la mortalité est représentée dans la première catégorie par 5,3, et dans la seconde par 3,6 et 3,9; d'où il est facile de conclure que, si la phthisie atteint les sujets anglais dans la proportion d'un septième de plus dans les pays chauds, comme Malte et Maurice, en revanche, dans ces deux derniers pays, on guérit la moitié des malades, tandis qu'en Angleterre on les perd presque tous.

Au milieu de toutes les discussions auxquelles a donné lieu l'importante question dont nous nous occupons, il y a un point sur lequel tous les médecins semblent aujourd'hui d'accord; c'est que, ainsi que l'a établi M. Andral dans les notes qu'il a ajoutées à l'ouvrage de Laënnec, la fréquence de la phthisie pulmonaire n'est pas

(1) *Essais de thérapeutique.*

en raison de l'élévation ou de l'abaissement habituel de la température, mais de sa variabilité.

On comprend donc, nous ne saurions trop le répéter, qu'il ne faut pas s'en rapporter seulement à la situation géographique, mais qu'il faut être bien édifié sur les diverses conditions climatériques d'une situation médicale d'hiver avant d'y envoyer des malades.

Aussi, depuis que l'attention des médecins a été sérieusement éveillée sur ce point, depuis que la question a été scrupuleusement étudiée, personne ne conseille plus l'habitation de Naples aux phthisiques pendant l'hiver, et l'on recommande souvent des stations situées beaucoup moins au Midi, comme Pau, Cannes, Hyères, Nice, Menton.

Avant de donner sur ces diverses stations hivernales des détails sommaires, insistons encore sur quelques données générales qu'il est bon de ne pas perdre de vue.

Une loi importante sur la température des divers points du globe, celle des lignes *isothermes*, a été établie par MM. de Humbolt et Berghauss, et complétée par le tracé des lignes *isothères*, ou d'égale chaleur d'été, et *isochimènes*, ou d'égale chaleur d'hiver; les premières s'abaissant vers le Sud, à mesure qu'elles s'éloignent de l'Occident, ce qui veut dire que l'hiver devient d'autant moins froid qu'on s'avance davantage vers l'Occident; les secondes se relevant vers le Nord, ce qui veut dire que les étés deviennent d'autant plus chauds qu'on s'avance vers l'Orient. De cette loi découle évidemment ce résultat, que la partie occidentale de l'Europe est le climat tempéré par excellence et qu'il échappe également aux extrêmes de froid et de chaud.

Un autre point qui a une grande importance, c'est l'étude anémologique et celle des conditions hypsométriques suivant lesquelles les diverses localités sont plus ou moins défendues contre les vents qui, suivant la très juste expression du professeur Martins, sont les grands arbitres des changements atmosphériques.

Enfin, il y a une observation que nous croyons devoir emprunter au climatologiste anglais, sir James Clark, qui, au premier aperçu, peut paraître singulière et dont il est bon cependant de tenir compte dans certaines proportions. Tout en admettant, avec la généralité des médecins, les grands inconvénients pour la santé que produit la variabilité de la température, le docteur Clark fait cependant cette remarque : « qu'un long séjour dans un climat *très égal* n'est pas favorable à la santé, lors même que l'on jouit de l'avantage de pouvoir prendre l'exercice en plein air. Des variations et des changements atmosphériques, dans des limites modérées, semblent être nécessaires au maintien de la santé. Ainsi, beaucoup de malades, qui retirent un grand avantage de l'habitation temporaire d'un site chaud et abrité, ne peuvent supporter un séjour prolongé dans une pareille atmosphère. Le docteur Combe remarqua, à l'époque de sa résidence à Madère, que les malades se trouvaient mieux lorsque la température était moins égale, et quand l'atmosphère était plus variable que lorsque la saison était plus qu'à l'ordinaire douce et égale.»

Ces notions préliminaires établies, et la nature du climat qui convient le mieux, pendant l'hiver, aux affections de poitrine devant surtout présenter les conditions suivantes : chaleur tempérée, défense la plus complète possible contre les vents froids ; par conséquent, absence de grandes variations atmosphériques, nous diviserons, avec M. Guéneau de Mussy, les climats d'hiver en deux groupes principaux correspondant à deux catégories de malades bien distinctes.

Ainsi, le premier groupe comprendra les stations hivernales tempérées, où l'air est doux, un peu mou, *sédatif*, comme l'a dit M. Taylor de l'air de Pau, chargé d'une certaine quantité d'humidité et bien abrité des vents : Madère, Pau, Pise, Venise, offrent assez complétement ces diverses conditions. On a l'habitude d'y ajouter Rome ; nous hésitons à le faire ; nous dirons plus loin pourquoi.

Ces diverses stations conviendront surtout aux malades d'une grande susceptibilité nerveuse, dont l'affection présentera des symptômes d'acuité, et pour lesquels l'air un peu excitant de quelques autres localités pourrait être nuisible.

Le deuxième groupe comprend les principales stations du littoral de la Méditerrannée, comme Nice, Menton, Cannes, Hyères, classe dans laquelle on peut placer Alger et Palerme. Ce groupe convient surtout aux malades d'un tempéramment lympathique, dont l'affection a une marche lente, dont toutes les fonctions ont besoin d'être excitées et réclament l'action tonique d'un air un peu vif. C'est de ce côté surtout que devront être dirigés les malades appartenant aux contrées du Nord.

Bien que nous n'ayons voulu établir que deux groupes principaux, nous devons cependant ajouter que parmi les diverses stations médicales que nous venons d'indiquer, il y en a trois qui, par un heureux privilége, nous semblent participer à la fois des deux catégories et répondre par conséquent au plus grand nombre d'indications, c'est Madère, Menton et Alger.

Ces diverses stations hivernales offrent, à notre sens, une gamme assez complète pour satisfaire à toutes les indications médicales, à toutes les convenances personnelles, et nous ne croyons pas nécessaire d'y ajouter quelques villes de l'Égypte, comme le Caire et Thèbes, sur lesquelles des essais ont été tentés dans ces derniers temps; mais qui offrent tant d'inconvénients, au point de vue de l'habitation, je ne dirai pas du confort, mais des besoins les plus indispensables de la vie, que lors même qu'on y trouverait les avantages du climat qu'on y cherche et qui sont fort contestables, il faudrait hésiter à y envoyer des malades.

Il y a plus : sans contester la valeur des stations médicales situées hors de France, aujourd'hui que Nice et Menton font partie d'un nouveau département français, les Alpes-Maritimes, nous croyons qu'on peut pourvoir à toutes les indications médicales pour le choix d'une station hivernale, sans sortir du continent français, considération qui très souvent est d'une haute importance. Ainsi, il y a un grand nombre de malades qui redoutent beaucoup un voyage sur mer, et, malgré la très grande valeur du climat de Madère, par exemple, cette station n'est guère fréquentée que par les Anglais, qui se déplacent plus facilement que les peuples continentaux et pour lesquels une traversée de huit jours n'est rien. Alger, lui-même, bien que la distance soit beaucoup moins grande, effraie encore beaucoup de malades; enfin, les événements politiques qui depuis quelques temps se passent en Italie, en éloignent naturellement les malades pour lesquels il faut avant tout la sécurité et la tranquillité.

Au reste, quelles que soient les idées pour ainsi dire classiques, que le nom de ce beau pays éveille dans l'esprit des médecins et des malades, plusieurs stations françaises nous semblent dans des conditions climatériques préférables au point de vue médical et, lors même que les circonstances politiques ne créeraient pas pour les premières un grave inconvénient, c'est encore aux secondes que, le plus souvent, nous donnerions la préférence.

En arrivant à cette conclusion, nous ne nous appuyons pas seulement sur notre expérience personnelle, mais encore sur celle de M. le docteur Carrière, dont nous avons souvent pu constater l'exactitude et l'impartialité dans ses observations.

Ainsi, d'après ce savant observateur, Naples, malgré la splendeur de son beau ciel, est soumis à des changements de température si brusques, paie un si large tribut à la violence des vents, qu'il n'y a pas à y songer pour les malades atteints d'affections des voies respiratoires ; c'est là du reste l'opinion de tous les médecins qui se sont occupés de climatologie, c'est celle qu'exprimait, il y a plus de vingt ans, M. Andral, dans son édition de Laënnec.

Rome, quoique dans de meilleures conditions que Naples, ne remplit que bien incomplétement les conditions dont nous nous préoccupons. Ainsi, le passage incessant du vent chaud et énervant qu'on appelle *scirocco*, au souffle glacé de la *tramontana*, la mauvaise disposition des habitations qui, situées dans des rues sombres et étroites ne reçoivent que difficilement le soleil, l'absence de promenades bien exposées pour les malades, les ressources même si précieuses pour les gens bien portants qu'offrent les monuments publics, les galeries de tableaux, etc., mais qui constituent par leurs mauvaises conditions de température, un véritable danger pour les malades ; toutes ces conditions doivent faire considérer Rome comme une très médiocre station hivernale.

La phthisie pulmonaire est, comme l'a remarqué avec raison Valleix, à peu près aussi fréquente dans la population indigène à Rome qu'à Paris, et dans le service de femmes du docteur Valéri, à l'hôpital Saint-Jean, contenant environ 50 lits, nous avons compté onze tuberculeuses, dont deux jeunes filles de 10 à 11 ans. Nous ne comprenons donc pas que, dans une statistique reproduite par M. Andral, la phthisie pulmonaire ne figure que pour un vingtième de la mortalité, tandis que, d'après un observateur scrupuleux, M. Journée, cité par M. Louis, les hôpitaux de Rome présenteraient un aussi grand nombre de tuberculeux que ceux de Paris.

M. Ed. Carrière, ce juge habituellement si impartial, dont nous aimons à invoquer l'autorité, nous paraît donc trop bienveillant lorsqu'il dit que « Rome peut être considérée comme une des bonnes stations médicales de la Péninsule, et qu'on doit la recommander aux malades affectés d'une lésion tuberculeuse du poumon. » Toutefois, M. Carrière semble lui-même contredire cette opinion en disant que c'est surtout au printemps qu'il faut venir à Rome (aux mois de mars et d'avril) ; mais ce n'est guère à ce moment que l'on se détermine pour le choix d'une station médicale, et celles qui n'offriraient d'avantages sérieux qu'à cette époque de l'année courraient le risque d'être justement délaissées.

Pise, par la douceur de son atmosphère, l'absence de vents intenses, l'heureuse disposition des habitations du large quai de Lung'-Arno, présente sans doute de grands avantages pour certains cas, ceux que nous avons rangés dans la première catégorie et qui sont principalement caractérisés par une grande irritabilité nerveuse, par l'état fébrile qui accompagne le plus souvent la première période de la phthisie pulmonaire. Mais il ne faut pas perdre de vue que c'est à ces cas là seulement qu'on doit limiter son action et que, plus tard, cette atmosphère sans ressort peut avoir de graves inconvénients et même devenir promptement mortelle, comme le fait remarquer avec raison le docteur Carrière. « Au milieu de ce silence qui énerve en endormant les facultés, dit cet auteur, en proie à cet ordre de choses qui relâche les fibres et dissout l'activité vitale, la faiblesse fait de rapides progrès et avance le terme fatal. C'est triste à dire ; mais un grand nombre de malades meurent quelques semaines après leur arrivée. » Ajoutons que, si la tranquillité de l'atmosphère, le calme et le silence des rues peuvent offrir des conditions favorables aux organisations trop impressionnables et qui cherchent le repos, ces avantages peuvent devenir un grave inconvénient pour les personnes portées à la mélancolie et qui ne tardent pas à trouver que la cité pisanne, bien déchue de son ancienne splendeur, se résume trop fidèlement dans l'un de ses monuments les plus curieux et les plus populaires : le *Campo-Santo*.

Nous sommes très disposé à admettre avec M. le docteur Carrière, que le climat de Venise, par sa douceur et son égalité, bien que la moyenne de l'hiver ne soit que de 3,35, même par les ressources que peut offrir à la thérapeutique locale l'emploi intelligent des algues marines, n'est pas sans avantages pour le traitement de la première période de la phthisie pulmonaire ; mais la réflexion que nous faisions, à propos des inconvénients que présente actuellement la situation politique de plusieurs stations médicales de l'Italie, s'applique plus peut-être à Venise qu'à toute autre, et nous ne croyons pas que, dans les conditions où se trouve aujourd'hui cette malheureuse cité, beaucoup de malades aient la pensée d'y aller chercher à leurs maux un soulagement qu'ils pourront trouver ailleurs, sinon avec plus de certitude, au moins avec plus de sécurité.

Nous croyons du reste que les trois stations médicales dont nous venons de parler, Rome, Pise et Venise, peuvent être facilement suppléées par une station française qui, depuis une vingtaine d'années, a pris une place importante dans la climatologie médicale : nous voulons parler de Pau. « Quoique cette dernière ville, dit M. Guéneau de Mussy, par sa température et sa végétation, n'appartienne pas, à proprement parler, aux climats du midi, un grand nombre de malades y retrouvent la santé et la vie, mais là, comme partout, vous devez recommander un logement exposé au Midi, et surtout, s'il se peut, dans cette rue en terrasse, appelée rue du Collége, et d'où l'on voit se dérouler l'immense panorama de la chaîne pyrénéenne. »

Ce n'est pas, comme quelques-uns l'ont dit plaisamment, le propriétaire du journal de Pau qui *a inventé* le climat de la cité béarnaise ; ce n'est pas davantage un médecin célèbre d'un établissement thermal voisin, et dont la réputation exagérée peut-être, mais aussi trop contestée, ne fut pas étrangère au succès de cette station hivernale : ce sont les Anglais. Mais c'est là, il faut bien le dire, une condition commune à presque toutes les stations hivernales de l'Europe.

Soit parce qu'ils ont, plus qu'aucune autre nation, l'humeur voyageuse, soit parce qu'ils ont le désir bien naturel de fuir les éternels brouillards de leurs cités pour chercher le soleil là où on le trouve, soit enfin parce que chez eux, dans les villes surtout, la tuberculisation pulmonaire fait plus de ravages que dans aucun autre pays, les Anglais sont les premiers qui soient venus faire élection de domicile dans nos stations hivernales les plus en renom, et cela s'applique aussi bien à Pau qu'à Nice, Cannes, etc. C'est un médecin anglais, le docteur Taylor, qui a surtout contribué à étendre dans son pays la réputation de Pau, dont le climat lui a fourni le sujet d'études intéressantes et consciencieuses qu'il a consignées dans un ouvrage rapidement parvenu à sa deuxième édition.

Nous avons pu, pendant un séjour de cinq hivers, vérifier nous-même la plupart des assertions de M. Taylor; comme lui, nous avons constaté que ce qui caractérise surtout le climat de Pau, c'est son égalité, sa douceur et l'absence habituelle du vent; que le sol étant sablonneux à une grande profondeur, absorbe rapidement une grande quantité de pluie et empêche qu'il y ait une trop grande quantité d'humidité libre dans l'atmosphère. La moyenne de température hivernale de Pau étant de 5,75, tient à peu près le milieu entre celles de Rome, Pise et Venise, qui sont de 8,1; 7,9; 3,3 (d'après les tableaux dressés par le docteur Rod. Wagner).

Ces rapides indications nous semblent donc de nature à justifier notre assertion et à démontrer que Pau peut, dans la plupart des cas, suppléer aux trois stations italiennes de Rome, Pise et Venise. Ajoutons que la cité béarnaise est placée dans la plus belle situation que l'on puisse rêver, au milieu d'un splendide paysage dont les Pyrénées bornent l'horizon; que les habitations y sont dans les meilleures conditions d'exposition et d'ameublement, qu'on y trouve toutes les ressources de la vie intellectuelle et matérielle, qu'enfin son voisinage des principaux établissements thermaux des Pyrénées constitue un avantage dont les médecins et les malades tiennent, avec raison, le plus grand compte.

La place très légitime qu'Alger a prise, depuis quelque temps, parmi les stations d'hiver, des souvenirs déjà loin de nous auxquels nous aimons à nous reporter, nous engageraient à consacrer quelques lignes à ce beau pays; mais nous aimons mieux renvoyer nos lecteurs à l'intéressante étude qui a été publiée récemment par M. le docteur de Pietra Santa (1).

Jetons maintenant un coup d'œil sur les quatre principales stations médicales que la France compte aujourd'hui sur le littoral de la Méditerranée, et qui sont, en allant de l'Ouest à l'Est, Hyères, Cannes, Nice et Menton.

Ces quatres stations présentent entre elles de très grandes analogies et offrent des conditions de climat à peu près identiques, avec cette remarque importante à faire que la moyenne de la température est d'autant plus élevée que l'on s'avance vers la rive gauche du Var. L'air y est, en général, sec, tonique, et convient surtout aux tempéraments lymphatiques qui prédominent principalement chez les habitants du Nord.

Hyères est, pour ainsi-dire, le trait d'union entre la végétation de la Provence et celle de l'Italie; on commence à y voir les orangers en pleine terre: cependant on a à peu près renoncé à les cultiver dans la plaine, où ils ne prospéraient pas, et on n'en trouve plus que quelques rares échantillons dans des jardins abrités. C'est là une différence importante à noter entre la ville de Provence et le chef-lieu des Alpes-Maritimes, où les orangers présentent une végétation vigoureuse et donnent des récoltes qui sont une des richesses du pays. Quant aux nuances que l'on a voulu établir entre le climat de ces deux stations au bénéfice d'Hyères, nous croyons qu'elles sont un peu imaginaires; le défaut de la cuirasse, défaut commun à l'une

(1) *Du Climat d'Alger dans les affections chroniques de la poitrine.*

et à l'autre, et bien plus marqué à Hyères qu'à Nice, c'est de ne pas être suffisamment défendues contre le vent du N.-O., le terrible *mistral* de la Provence.

A Hyères, l'air est doux, dit M. Carrière, mais il ne l'est pas plus que celui de Nice : l'un et l'autre présentent des minima qu'on peut considérer comme à peu près semblables. Quant à l'influence des vents, voici ce qu'ajoute le même auteur : « Il serait exact de dire que les vents ne sont pas capricieux à Hyères, et que l'atmosphère de la station française ne présente pas la variabilité de celle de la ville du Piémont; il faut distinguer pour s'entendre et ne pas s'exposer à égarer les intéressés, en s'abstenant d'entrer dans des explications nécessaires. Assurément le ciel de Nice est capricieux, mais il acquiert de la fixité dans le milieu de la journée, à cause de l'alternance régulière des vents maritimes qui sont les vents du jour, avec les continentaux qui sont ceux de la nuit, des soirées et des matinées. Cette variabilité se fait sentir d'autant plus que les vents continentaux perdent tout leur calorique en passant sur les Alpes dont les cimes se mutiplient derrière le territoire de Nice, tandis que les maritimes conservent et corroborent toutes leurs qualités, par l'itinéraire qu'ils suivent avant de parvenir dans le bassin. Les vents continentaux sont beaucoup moins froids à Hyères; les changements de température que leur entrée détermine affectent moins vivement la sensibilité; le Nord-Ouest forme seul exception : non seulement il produit une révolution profonde dans les conditions thermométriques, il souffle encore avec assez de fréquence, soit pendant le milieu du jour, soit pendant la nuit, pour transporter aux heures de la promenade une variabilité qui, pendant le même temps, est moins prononcée dans l'atmosphère de la ville piémontaise. C'est à cause de cette influence, et de la manière dont elle s'exerce, que le ciel d'Hyères ne mérite pas cette réputation de perpétuité printanière dont on a essayé de l'investir. M. Denis, dans son impartialité, en a fait justice; il eût été à désirer que les climatologistes, et principalement ceux qui ont étudié le climat au point de vue médical, l'eussent imité. »

Quoi qu'il en soit, le climat d'Hyères peut rendre de grands services dans le traitement de la phthisie pulmonaire; mais c'est par des qualités qui le rapprocheut de celui de Nice avec lequel il a beau conp de ressemblance, aux quelques nuances près que nous venons d'indiquer sommairement.

Un point de ressemblance sur lequel nous devons insister,

c'est que Hyères, comme Nice, présente dans ses environs des points qui sont mieux abrités que la ville elle-même et que Coste-Belle, par exemple, doit tenir le même rang à Hyères que Cimiès et Carabacel à Nice, et offrir de meilleures conditions aux malades irritables.

Ce que nous disions à propos de Pau, de la faculté qu'ont les Anglais de découvrir et de créer des stations hivernales, peut surtout s'appliquer à Cannes. En 1834, des mesures sanitaires prises par le roi de Piémont contre l'invasion du choléra, arrêtèrent, au pont du Var, un grand nombre d'étrangers de distinction, parmi lesquels se trouvait un homme d'Etat célèbre d'Angleterre, lord Brougham. Frappé des beautés de la nature qu'il trouva sur la rive droite du Var et qu'on l'empêchait d'aller chercher sur la rive gauche, l'illustre chancelier se consola bien vite ; il fit l'acquisition d'une propriété voisine de la petite ville de Cannes, dans une charmante situation, et y fit construire la belle villa qu'on admire aujourd'hui. Attirés par les louanges de lord Brougham, plusieurs Anglais, de ses amis, tels que le général Taylor et M. Leader, membres de la Chambre des communes, suivirent son exemple; les Français vinrent ensuite, et l'on compta bientôt un grand nombre de riches et élégantes villas dans ce beau pays dont la nature avait jusque-là fait tous les frais.

Les conditions climatériques de Cannes sont à peu près celles d'Hyères et de Nice ; toutefois, si nous nous en rapportons aux observations de M. le docteur Sève, la température moyenne d'hiver serait de + 10,2, c'est-à-dire un peu plus élevée que celle de Nice, qui est de + 9,6. Cette station nous semble aussi mieux défendue contre le mistral que celle d'Hyères, abritée qu'elle est du côté de l'Ouest par les montagnes de l'Estérel.

Comme Nice et comme Hyères, Cannes a sa succursale, c'est le Canet, petit village situé à environ deux kilomètres de Cannes, et qui est encore mieux abrité que cette petite ville contre le mistral. Dans la première édition de ce travail, d'après quelques détails qui nous avaient été donnés par un médecin anglais, nous avions exprimé la crainte que l'air du Canet ne fût un peu trop humide, mais un examen plus attentif que nous avons fait au printemps dernier et les renseignements qui nous ont été fournis par un honorable confrère, aujourd'hui fixé à Cannes, le docteur Buttura, ont dissipé cette crainte, et en confirmant sans restriction notre opinion très favorable sur les excellentes conditions d'abritement du Canet, il ne nous reste qu'à exprimer le regret qu'il n'y ait encore dans ce village qu'une maison propre à recevoir les étrangers.

Quoi qu'il en soit, Cannes est une station hivernale d'une incontestable valeur, mais qui, jusqu'à présent, possède plus de ressources pour les personnes riches qui veulent y louer ou y faire construire de très agréables villas, que pour les familles plus modestes pour lesquelles le pays n'offre pas encore assez d'habitations simples, mais confortables.

De toutes les stations hivernales du continent européen Nice est sans contredit la plus généralement et la plus anciennement fréquentée. S'il n'en est point qui ait été plus exaltée, il n'en est point non plus dont la valeur ait été plus controversée. La vérité se trouvera dans la juste appréciation des caractères de son climat et des cas spéciaux auxquels ils correspondent le mieux.

De nombreux travaux ont été publiés sur le climat de Nice; ceux qui nous paraissent les plus complets et les plus dignes de confiance sont l'ouvrage de M. Roubaudi (1) et l'excellente étude de M. le docteur Carrière, dans l'ouvrage que nous avons déjà plusieurs fois cité, étude à laquelle les observations de M. Roubaudi ont servi de base, mais auxquelles notre confrère a ajouté quelques vues neuves et d'une remarquable sagacité.

Le point que M. Carrière met le plus en évidence, c'est l'importance de l'étude anémologique, importance de premier ordre dans toutes les stations hivernales, mais qui, nulle part peut-être, ne mérite plus d'attention qu'à Nice. En effet, le bassin de Nice n'est qu'incomplétement défendu contre les vents du Nord et du Nord-Ouest. Lorsque ce dernier, le terrible mistral, souffle, il n'y a guère d'autre moyen de s'y soustraire que de rester chez soi. Mais les vents du Nord et du Nord-Est, qui soufflent assez fréquemment pendant l'hiver, ne s'élèvent en général que pendant la nuit et tombent le matin, tandis que les vents de mer, antagonistes, qui sont chauds et qui apportent de l'humidité dans l'atmosphère, soufflent pendant le jour. C'est là une loi de ventilation qui a été constatée pour les lacs, qui existe à Nice, et qui sert à expliquer la variabilité constatée dans son climat, mais qui indique en même temps le moyen facile de s'y soustraire en évitant de sortir le matin et le soir, et en choisissant pour la promenade les heures de la journée où l'atmosphère est suffisamment échauffée par les vents de mer.

(1) *Nice et ses environs.*

A Nice, plus que partout ailleurs, il est important pour les malades de bien choisir leur habitation suivant les indications que fournit leur affection. Aussi, les bords de la mer, quelque attrait qu'ils puissent offrir, quelque confortables que soient les habitations qui les avoisinent, devront être évités par ceux qui sont atteints d'affections des organes pulmonaires et qui devront, de préférence, choisir les habitations bien abritées qu'offrent quelques points de la campagne, comme les quartiers de Cimiés et de Carabacel.

En définitive, sur la question de savoir si Nice mérite la renommée médicale qu'on lui a faite pour le traitement de la phthisie pulmonaire, et que l'opinion lui conserve, malgré tant de déceptions, nous pensons comme le docteur Carrière. Nous croyons avec lui qu'elle la mérite à la condition qu'on déterminera exactement s'il y a conformité entre l'état et le tempérammment du malade et la nature des influences auxquelles il va demander la santé. Il faudra bien se garder d'envoyer à Nice les malades irritables, et, parmi les tuberculeux, il faudra exclusivement choisir ceux d'un tempérament scrofuleux qui ont besoin d'une action tonique sans cesser d'être douce, qui les aide à lutter contre les effets débilitants de la maladie. Aussi s'explique-t-on ainsi la faveur dont le climat de Nice jouit parmi les Anglais, chez lesquels, le plus souvent, l'affection tuberculeuse se lie à la diathèse scrofuleuse dont elle est une des plus fréquentes manifestations. Ajoutons encore à la catégorie de malades que nous venons d'indiquer, les catarrhes bronchiques rebelles, surtout ceux des vieillards.

Depuis la première publication de ce mémoire deux nouveaux travaux, qui méritent de fixer l'attention des médecins, ont été publiés sur le climat de Nice par MM. les docteurs Wahu et Macario.

M. Wahu insiste sur cette considération que le climat de Nice ne peut offrir d'avantages que dans le traitement de la phthisie *au premier degré*; c'est également à cette conclusion que s'est arrêté M. de Pietra Santa pour ce qui concerne le climat d'Alger. « On comprendra facilement, dit M. Wahu, qu'il doit arriver qu'un climat soit favorable à un malade atteint de phthisie au premier degré ou à une personne prédisposée à cette cruelle affection, tandis que ce même climat sera tout à fait contraire à un malade arrivé à la période de ramollissement des tubercules, et c'est précisément ce qui a lieu quant au climat de Nice : aussi il n'est pas du tout indifférent d'envoyer à Nice des personnes atteintes de phthisie commençante ou de les y envoyer lorsque la maladie est arrivée à un certain degré.

Dans le premier cas, les malades ont des chances de guérison, ou tout au moins d'arrêt, dans le développement de la maladie ; dans le second cas, la maladie au contraire fait ordinairement de rapides progrès, et la terminaison fatale qui se serait fait attendre pendant des années encore peut-être, survient d'une manière parfois effrayante.... L'on a donc le plus grand tort de dire d'une manière absolue que Nice, par ses influences climatériques et hygiéniques, est l'endroit qui convient le mieux aux phthisiques.....

Les phthisiques au deuxième degré doivent se garder de venir à Nice, car, loin de s'améliorer, leur position s'aggraverait, et la terminaison fatale arriverait d'autant plus rapidement que ces personnes seraient plus rapprochées de la période de ramollissement des tubercules. »

En thèse générale, nous croyons avec M. Wahu que c'est surtout dans la phthisie au premier degré que l'habitation dans les climats du midi, pendant l'hiver, peut être utile et lorsqu'il affirme que ce n'est qu'à ce cas seul que le climat de Nice peut convenir, nous ne sommes nullement en droit de le contredire. Mais, tout en regrettant vivement que les malades et même les médecins n'aient trop souvent recours à cette puissante ressource qu'à la dernière extrémité et qu'on vienne alors demander aux climats du midi une guérison pour laquelle tous les moyens dont la science dispose seraient impuissants, nous ne pouvons nous associer, pour toutes les stations hivernales, à des conclusions aussi rigoureuses. Nous croyons, en effet, et nous en avons plusieurs exemples, que la phthisie, au second et même au troisième degré, lorsqu'elle affecte une forme chronique, peut être très heureusement modifiée par les climats du midi bien choisis, et que les malades dans ces conditions peuvent y trouver souvent une amélioration notable, quelquefois même la guérison.

Mais il est bon de s'entendre sur cette question des degrés de la phthisie.

Il y a deux éléments importants à apprécier lorsqu'il s'agit de la curabilité de la tuberculisation pulmonaire : le degré de la maladie, mais aussi l'étendue du tissu pulmonaire qu'elle intéresse. Ainsi nous sommes fort disposé à croire que lorsque les deux poumons sont envahis et que les tubercules parcourant leurs diverses phases d'évolution sont arrivés à la période de ramollissement, pas plus les climats méridionaux que quelque moyen thérapeutique que ce soit n'ont la puissance d'amener la guérison. Mais lorsqu'il y a un poumon sain, lorsque, à plus forte raison, le poumon intéressé ne révèle l'existence que d'un noyau tuberculeux, quel que soit le degré d'évolution des tubercules, fussent-ils arrivés, non seulement au ramollissement, mais à la suppuration et à la caverne qui en est la suite, il ne faut pas désespérer de la guérison. En effet, nous avons constaté des guérisons dans ces conditions et les auteurs que nous avons cités au commencement de ce travail en ont constaté également. Donc, dans ces cas là, il ne faut désespérer de rien, et les moyens dont la médecine dispose, moyens parmi lesquels les stations hivernales bien choisies tiennent un rang si important, peuvent amener la guérison, quel que soit le degré de l'affection.

La station médicale, par l'examen de laquelle nous allons terminer ces courts aperçus, si elle est de date plus récente, nous semble de nature à soutenir avec avantage la comparaison avec ses aînées : il s'agit de Menton. A l'époque où cette petite ville, profitant de la tourmente qui régnait alors sur l'Europe, s'est séparée de la principauté de Monaco, dont elle faisait partie, il en avait bien été un peu question dans quelques ouvrages de topographie médicale, comme celui du docteur Provençal sur le comté de Nice, et le *Voyage aux Alpes maritimes* de Fodéré; mais jamais on n'avait songé à y envoyer séjourner les malades.

C'est au docteur Carrière que Menton est surtout redevable de sa récente réputation; c'est à ce savant observateur qu'il devra la prospérité à laquelle il est appelé.

En terminant l'important travail sur le climat de l'Italie auquel il venait de consacrer plusieurs années de laborieuses recherches, et qu'il devait bientôt publier, M. Carrière crut devoir le compléter par l'étude du climat de Nice. Frappé des conditions climatériques vraiment merveilleuses dans lesquelles lui parurent se trouver deux petites localités voisines, Villefranche et Menton, il les décrivit avec le plus grand soin, *con amore*. Mais, pour qu'une station médicale se fonde, il ne suffit pas que le pays soit aussi largement doté que possible par la nature, il faut encore que l'industrie locale soit éveillée et qu'elle crée tout ce qui est nécessaire pour l'habitation des étrangers, qu'elle s'occupe de pourvoir aussi complétement que possible à toutes les ressources dont les malades ont besoin. Des deux petites villes dont les avantages climatériques ont été indiqués par M. Carrière, l'une, Villefranche, semble devoir se borner à un autre rôle auquel la nature l'a également appelée, celui d'un des ports les plus sûrs de la côte de la Méditerrannée. L'autre, Menton, au contraire, est rapidement entrée dans la voie qui lui a été indiquée par M. Carrière; de charmantes villas, des maisons confortables s'y sont élevées comme par enchantement, et aujourd'hui on peut déjà y loger facilement au moins deux cents familles.

Les principaux médecins de Paris, si bons appréciateurs pour le diagnostic des diverses maladies, mais qui, sur quelques questions spéciales, comme le choix des eaux et des stations hivernales, ont besoin qu'on leur donne de bonnes indications parce qu'ils n'ont pas le temps de voir par eux-mêmes, ces médecins envoient aujourd'hui un grand nombre de malades à Menton, et, dans le séjour que nous y avons fait l'hiver dernier, nous y avons trouvé des malades auxquels nous avions donné nos soins à Cauterets, et qui avaient été dirigés par MM. Trousseau, Gendrin, Hardy, etc., sur cette station dont ils se trouvaient, en général, à merveille. Aussi un autre médecin, qui fait autorité en pareille matière, M. Guéneau de Mussy, dans ses *Leçons sur la tuberculisation pulmonaire*, recommande-t-il Menton comme une des stations qui conviennent le mieux au traitement de cette redoutable affection. « Sur la même ligne que le Canet, dit M. Guéneau de Mussy, et peut-être au dessus, se place Menton, entourée d'une ceinture de montagnes qui la protégent des vents. Menton a une température supérieure à celle de Nice et d'Hyères, et l'air y est moins vif, moins stimulant, il tend déjà à former un climat intermédiaire aux deux groupes que je viens d'indiquer. »

C'est que, en effet, il est difficile de trouver une station plus favorisée, sous le rapport de la forme hypsométrique et de la disposition générale de la topographie que Menton, qui se trouve fortement protégée contre les vents septentrionaux par la jonction de la chaîne transversale de l'Apennin et des Alpes, qui, sur ce point, forment un système d'une puissance telle, dit M. Carrière, qu'il n'y a pas en Europe de barrière de montagnes qui puisse lui être comparée.

Il résulte des observations thermométriques faites pendant une période de vingt-sept ans, de 1818 à 1844, par un notable habitant du pays, M. de Montléon, et publiées par M. le docteur Provençal, que, dans cette série de vingt-sept années, le thermomètre n'est descendu que trois fois au-dessous de zéro, en 1820, 1838 et 1842, c'est-à-dire pendant les hivers les plus rigoureux; il y a des années où le terme extrême du froid est de 8 degrés au dessous de zéro; ajoutons à ces renseignements le détail suivant, que nous tenons d'un de nos amis qui a passé trois hivers à Menton, pour motif de santé, et que nous y avons trouvé cette année. Il résulte des observations thermométriques faites par ce malade que, pendant le dernier hiver qui, dans le Nord, a été si rigourenx et, dans la plupart des stations hivernales, a fait descendre le thermomètre à plusieurs degrés au dessous de zéro, le minimum de température a été de $+3$; il est vrai que ces observations n'ont porté que sur la température diurne, mais c'est là le côté essentiel pour les malades.

Enfin les observations de M. de Montléon ont été continuées, pendant une période de dix années, jusqu'au 1er janvier 1861 et faites avec le plus grand soin par un autre habitant du pays, M. de Bréa, ancien sous-intendant militaire, qui porte si honorablement un nom déjà illustré par son frère, le général de Bréa, l'une des glorieuses victimes des journées de juin 1848. Nous donnons plus loin le résumé des observations de M. de Bréa, en y ajoutant celles que nous avons faites nous-même pendant l'hiver de 1860-61.

Au reste, il y a une question importante qui vient confirmer d'une manière irréfragable les observations thermométriques, c'est l'état de la végétation.

Les détails qui suivent et que nous empruntons à M. le docteur Carrière ont, à cet égard, la plus grande importance. « Le citronnier, qui fournit de si merveilleuses récoltes dans la vallée de Menton, ne compte, à Hyères et à Nice, que des individus isolés ; en plein champ, il y prospère peu ou n'y prospère pas. Cette différence aura toute sa signification lorsqu'on saura que cet arbre exige une température plus élevée et plus soutenue que celle qui est nécessaire pour la culture de l'oranger. Ses fleurs et ses fruits se renouvellent sans cesse; il est délicat, parce qu'en travail toute l'année, il semble privé de cette sorte de sommeil hivernal qui règne pendant toute une saison sur la nature végétale.

Après avoir également constaté la précocité de floraison des orangers et des oliviers, comparativement aux autres localités des bords de la Méditerranée, M. Carrière ajoute : « Ces faits confirment les résultats des observations thermométriques de M. de Montléon. Celles-ci n'existeraient pas, que les conditions dans lesquelles se fait le développement des produits cultivés prouveraient assez que les hivers, à Menton, sont très modérés et ont pour principal caractère une égalité de température qui est favorable aux organisations débiles comme aux végétaux privés de force de résistance contre le froid. »

De ces conditions climatériques vraiment exceptionnelles découlent des conséquences thérapeutiques que M. Carrière indique parfaitement et que nous ne saurions mieux faire que de reproduire : « La phthisie et les affections chroniques avec exaltation de la sensibilité et de la douleur trouveront un climat excellent dans les campagnes de Menton. La phthisie surtout qui mérite plus que toute autre maladie qu'on s'occupe d'elle, pourra éprouver une grande amélioration sous un ciel qui est doux, sans être trop humide, qui est chaud sans cesser de rester tempéré, et dont les oscillations thermométriques sont si rares, si faibles, qu'elles ne peuvent jamais déterminer de fortes secousses sur les organisations les plus débilitées. Si Venise n'avait pour auxiliaire l'eau de ses lagunes et ses sources minérales, Menton serait préférable pour les phthisiques scrofuleux, parce que son atmosphère est moins humide. Pour les malades de cette catégorie, son séjour est assurément meilleur que celui de Pise, dont le climat humide et triste réunit les influences morales aux causes physiques pour altérer de plus en plus la force, et presser l'époque du fatal dénouement......

Nous avons tenu à citer textuellement l'opinion du médecin qui fait le plus autorité aujourd'hui en matière de climatologie médicale, pour ne pas paraître suspect d'une partialité exagérée en faveur d'une station que nous avons choisie pour notre résidence d'hiver et qui, si elle est la dernière venue, nous paraît incontestablement, parmi les diverses stations que nous avons visitées ou habitées, celle qui présente, à beaucoup près, les meilleures conditions climatériques pour le traitement du plus grand nombre des affections des voies respiratoires et surtout de la phthisie pulmonaire.

Cette supériorité du climat de Menton, due principalement aux conditions toutes particulières d'abritement dans lesquelles cette ville est placée, et démontrée par sa végétation, circonstances que nous avons mises en relief après MM. Carrière et Guéneau de Mussy, nous a valu de la part de l'un des médecins de Nice, M. Macario, des contradictions auxquelles nous avons tâché de répondre. Pour mettre nos lecteurs à même de juger la question, nous plaçons sous leurs yeux les pièces du débat.

Nous sommes heureux d'ajouter qu'à l'appui de nos appréciations nous avons une autorité de plus, celle de M. le docteur Henry Bennet qui, depuis deux ans, a quitté une des importantes clientèles de Londres pour venir chercher à Menton le rétablissement d'une santé gravement altérée. Le témoignage de M. Bennet consigné dans une intéressante notice qu'il vient de publier en anglais sur le climat de Menton (1), a donc la double autorité du malade et du médecin, et nous ne saurions trop le recommander à tous ceux qui s'occupent de cette intéressante question de l'étude des climats au point de vue de l'hivernage.

En signalant les avantages du climat de Menton dans la première édition de ce travail, nous avons cru devoir, pour être historien fidèle, signaler aussi quelques lacunes au point de vue des conditions que les stations hivernales doivent nécessairement offrir aux étrangers qui les fréquentent. On comprend facilement, en effet, qu'une ville de 5,000 âmes, française d'hier, après avoir subi longtemps la triste administration des princes de Monaco, fréquentée par les étrangers depuis quelques années seulement, laissait encore beaucoup à désirer pour tous ces accessoires de la vie comfortable qui, pour certaines classes de la société, deviennent une indispensable nécessité. Mais l'activité des habitants qui s'était d'abord exclusivement portée sur les constructions et qui a produit, en peu d'années, des résultats très satisfaisants, s'occupe aujourd'hui d'une foule d'autres questions importantes dans une station hivernale. Grâce à l'intelligente industrie d'un de ses habitants, on trouve aujourd'hui à Menton un bazar qui est vraiment digne de ce nom, et qui offre aux étrangers de précieuses ressources, depuis la collection des magnifiques phothographies de M. Davenne qui ont eu tant de succès, jusqu'aux plus infimes articles de mercerie, jusqu'aux plus humbles ustensiles de ménage. De grands progrès ont été faits pour tout ce qui touche à l'alimentation, point qui laissait beaucoup à désirer dans un pays qui ne produit guère que des citrons, des oranges et des olives, et dont les habitudes frugales n'étaient guère en rapport avec les exigences de la population étrangère. Les Anglais y trouvent ces diverses choses dont il leur est difficile de se passer, comme leur *grocer*, abondamment fourni de tous ces condiments nationaux qui leur sont si nécessaires, et le *boarding-house*, à l'hôtel de la Pension Anglaise, l'un des établissements les plus indispensables dans une station hivernale.

Une lacune importante que nous signalions l'année dernière, l'absence d'un point de réunion, va être comblée cette année et, l'hiver prochain Menton sera pourvu de cette institution qui répond

(1) *Menton and the riviera as a winter climate.*

à l'un des besoins les plus impérieux de nos modernes habitudes, un cercle parfaitement installé et dans une très heureuse position.

Enfin, grâce aux libéralités du gouvernement de l'Empereur, l'administration municipale a pu mettre la main à l'œuvre et s'occuper de travaux d'édilité qui étaient depuis bien longtemps réclamés, tels que la création d'une promenade au bord de la mer, terminée par un jardin public, dans le genre de ce qui existe à Nice, la suppression de ce ruisseau infect qu'on appelle la *Fossone,* et qui était, pour la ville, une cause permanente de malpropreté et d'insalubrité, etc.

Un autre intérêt général qui mérite au plus haut degré l'attention du gouvernement et de l'administration locale, dans ce pays où il a été fort négligé, c'est l'état de la viabilité.

D'importants travaux à ce sujet sont en cours d'exécution. Bientôt la route départementale de Menton à Sospel mettra le littoral en communication avec l'intérieur, et rendra plus facile l'approvisionnement en bestiaux, en denrées alimentaires de toutes sortes, en fourrages surtout qui aujourd'hui ne se transportent qu'à dos d'homme et sont d'un prix fort élevé. Enfin la route impériale qui doit être exécutée le long du littoral par le gouvernement français, en vertu du traité de cession fait avec le prince de Monaco, mettra bientôt Nice à deux heures de Menton, en supprimant la route fastidieuse et difficile de la Turbie, et en attendant que le chemin de fer, qui sera nécessairement exécuté aussitôt après l'achèvement de celui de Toulon à Nice, nous relie au chef-lieu dont Menton deviendra ainsi un faubourg. Pour compléter ces utiles travaux, l'administration locale aura à se préoccuper sans relâche de l'amélioration et de l'entretien des chemins vicinaux, afin de rendre d'un accès plus facile Castellar, Gorbio, Sainte-Agnès, etc., qui sont le but de charmantes promenades.

Ainsi se trouveront justifiées les réflexions que nous faisions dans la première édition de ce travail à propos des appréhensions que l'on avait cherché à soulever au moment du vote pour l'annexion.

A en croire quelques assertions qui se produisaient alors avec peu d'intelligence ou peu de bonne foi, c'en était fait de la vieille prospérité de Nice, de la prospérité commençante de Menton, si l'annexion était consommée ; toute la population anglaise allait émigrer vers vers des climats, sinon plus favorisés, au moins *plus libres*, et déjà l'on désignait San-Remo comme la ville fortunée qui devait recueillir cette succession si prématurément ouverte. Eh bien!

l'hiver dernier s'est chargé de répondre à ces craintes chimériques, jamais la population anglaise n'avait aussi nombreuse à Nice comme à Menton, et San-Remo qui est peut-être appelé à de meilleures destins, n'a donné l'hospitalité qu'à quelques familles qui, si elles cherchaient le repos et la solitude, ont été, il est vrai, servies à souhait.

C'est que, comme nous le disions il y a un an, nos intelligents, mais ombrageux voisins, ont pu montrer à propos de l'annexion de petites jalousies nationales auxquelles ils se laissent aller trop facilement; mais, qu'elles soient éphémères ou durables, les Anglais sont, avant tout, un peuple positif; si, dans leur facilité à s'expatrier, ils se fixent dans un endroit plutôt que dans un autre, ce n'est pas pour nous faire plaisir, c'est parce qu'ils y trouvent leur avantage. Les Anglais continueront donc à fréquenter le nouveau département des Alpes-Maritimes, comme ils ont fréquenté Nice, comme ils fréquentent Pau, *quoique français*, par l'unique et excellente raison qu'ils s'y trouvent bien, et nous osons affirmer qu'ils y viendront bien plus après l'annexion qu'avant, si, grâce à l'active impulsion de l'administration française, et comme ce qui a déjà été fait donne lieu de l'espérer, ce magnifique pays est mis en possession de tout ce qui lui manquait jusque là.

Pour résumer ce rapide travail, qui aurait été susceptible de bien plus grands développements, mais dans lequel nous avons eu surtout pour but de fournir à nos confrères, sur une question qu'ils peuvent rarement étudier eux-mêmes, quelques renseignements qui ne leur seront peut-être pas sans utilité, et qui, nous en avons la conscience, auront au moins le mérite d'avoir été donnés avec impartialité et *probâ fide*, — nous en extrairons les propositions suivantes :

La phthisie pulmonaire, quels que soient les ravages qu'elle exerce sur certaines populations, principalement dans les grandes villes et dans les contrées où règne un froid humide, n'est plus aujourd'hui réputée une affection incurable, de nombreuses observations le prouvent.

Elle est curable, *à tous les degrés,* suivant l'étendue du tissu pulmonaire intéressé, ce qui ne veut pas dire que les moyens curatifs ne soient plus puissants au début que plus tard.

Parmi les moyens prophylactiques ou curatifs les plus puissants pour combattre cette affection, ainsi que la plupart des maladies chroniques des voies respiratoires, il faut placer l'habitation pendant l'hiver dans les climats d'une chaleur tempérée dont les conditions auront été bien étudiées.

Ces climats peuvent se diviser en deux groupes bien distincts : 1° les climats doux, relativement moins chauds et de valeurs diverses comme Pau, Pise, Rome, convenant surtout aux constitutions très irritables, aux maladies compliquées d'état fébrile ; 2° les climats plus chauds et plus toniques, convenant surtout aux tempéraments lymphatiques, aux habitants du Nord, chez lesquels la débilitation prédomine sur l'irritabilité, comme Nice, Cannes, Hyères ; 3° comme groupe intermédiaire et convenant au plus grand nombre de cas, les stations de Madère, Menton et Alger.

Enfin, et c'est là un point important sur lequel nous insistons, en raison de la situation politique des principales stations hivernales de l'Italie, et des inconvénients que peuvent offrir, pour un grand nombre de malades, les traversées sur mer, il ne faut pas perdre de vue qu'on peut remplir toutes les indications médicales à ce sujet, sans sortir du continent français accru du département des Alpes-Maritimes.

Il y a un dernier point sur lequel nous insisterons en terminant. Les malades qui quittent le Nord pour passer l'hiver dans les stations du Midi ne sauraient prendre trop de précautions. Il y en a beaucoup qui se font, à ce sujet, de singulières illusions, et nous craignons de rencontrer quelque incrédulité, tellement l'exemple est excentrique, en disant qu'une année nous avons vu des Belges arriver à Pau sans paletot, pensant que c'était là un vêtement superflu. Les climats que nous recommandons étant plutôt des climats tempérés que des climats réellement méridionaux, au point de vue de l'ensemble du globe, il ne faut pas perdre de vue que l'influence solaire, tout en y produisant le principal phénomène qui les caractérise, ne se comporte cependant pas, comme dans les derniers, où, à l'ombre comme au soleil, on éprouve toujours la sensation d'une chaleur plus ou moins intense. Les malades devront donc s'abstenir de sortir le matin et le soir après le coucher du soleil, et ne pas oublier que c'est précisément au moment où le soleil quitte l'horizon qu'il se manifeste dans l'atmosphère un refroidissement subit qu'il faut éviter avec soin.

RÉSUMÉ SYNOPTIQUE

DES

OBSERVATIONS THERMOMÉTRIQUES ET MÉTÉOROLOGIQUES

FAITES A MENTON

PAR M. DE BRÉA,

Sous-Intendant militaire en retraite,

Depuis le 1er janvier 1851 *jusqu'au* 31 *décembre* 1860, *inclusivement à* 6 *h. du matin, à* 2 *h. et à* 10 *h. du soir* (*en moyenne.*)

ANNÉES.	JANVIER.	FÉVRIER.	MARS.	AVRIL.	MAI.	JUIN.	JUILLET.	AOUT.	SEPTEMB.	OCTOBRE.	NOVEMBRE	DÉCEMBRE	MOYENNE DE L'ANNÉE
1851	10,6	10,	11,6	16,6	17,	23,1	24,1	25,1	21,2	17,6	9,5	9,2	16,3
1851	10,	9,5	10,5	12,1	19,1	21,8	25,2	23,5	20,6	18,	15,3	12,5	16,5
1853	11,7	7,6	10,2	15,1	17,7	21,5	25,5	25,5	21,5	17,6	13,8	10,2	16,5
1854	11,5	10,2	13,8	15.6	20,7	22,7	25,6	25,5	21,8	18,7	12,3	11,5	17,5
1855	8,	10,9	12,5	16,7	18,4	21,5	24,	25,2	20,8	17,7	12,3	8,	16,3
1856	10,5	10,5	11,8	13,8	15,8	20,5	23,6	24,	19,	17,4	10,8	9,3	15,8
1857	7,3	9,2	12,	13,5	17,	21,4	23,6	23,5	21,2	17,7	12,1	10,1	15,8
1858	6,9	9,7	10,9	15,3	16,9	23,1	22,1	22,2	20,9	17,6	11,	9,	15,3
1859	7,5	9,5	12,5	14,3	17,5	20,4	25,5	25,2	21,4	17,3	13,4	7,6	16,
1860	9,4	7,8	10,5	13,5	17,9	20,5	26,6	22,	20,3	17,4	11,5	8,5	15,1
MOYENNE DE DIX ANNÉES.													
10	9,3	9,5	11,6	14,6	17,8	21,6	24,1	24,1	20,8	17,9	12,2	9,5	16,1

VARIATIONS THERMOMÉTRIQUES.

Maximum. . . . . . . 32° centigrades (le 3 Août 1859).
Minimum . . . . 0° id. (le 22 Février 1855).

OSCILLATIONS BAROMÉTRIQUES.

Maximum. 0, 773, 3
Minimum . . . . 0, 738, »

BEAU.

Nombre de jours pendant lesquels le soleil a paru sans nuages.

ANNÉES.	JANVIER.	FÉVRIER.	MARS.	AVRIL.	MAI.	JUIN.	JUILLET.	AOUT.	SEPTEMBRE	OCTOBRE.	NOVEMBRE.	DÉCEMBRE.	TOTAL.
1851	19	17	18	15	17	28	25	27	17	16	17	26	242
1852	21	25	23	18	19	17	23	24	18	15	12	19	234
1853	15	13	12	17	6	14	24	22	19	14	13	13	182
1854	14	20	20	14	8	12	21	24	19	15	13	20	200
1855	14	8	11	16	17	16	17	23	17	14	11	21	185
1856	11	14	11	13	11	20	22	20	12	19	21	18	192
1857	21	18	17	14	20	21	27	22	20	17	23	26	246
1858	25	10	22	19	21	23	23	22	21	19	15	24	244
1859	22	19	24	15	17	15	24	22	15	11	18	15	217
1860	11	19	19	12	18	12	22	23	17	21	11	13	198
10	173	163	177	153	154	178	228	229	175	161	154	195	2140

NUAGEUX ET SOLEIL

ANNÉES.	JANVIER.	FÉVRIER.	MARS.	AVRIL.	MAI.	JUIN.	JUILLET.	AOUT.	SEPTEMBRE	OCTOBRE.	NOVEMBRE.	DÉCEMBRE.	TOTAL.
1851	1	5	4	3	2	0	0	1	5	4	4	2	31
1852	1	0	0	0	1	2	1	1	2	4	7	2	21
1853	5	5	4	8	4	4	2	2	5	8	4	7	58
1854	5	4	4	10	5	2	7	5	7	7	4	4	64
1855	4	3	5	5	7	5	10	3	4	0	4	2	52
1856	3	5	6	3	6	2	6	7	3	5	6	7	59
1857	4	2	5	2	5	2	1	1	2	6	2	2	34
1858	2	6	2	5	3	2	2	3	1	4	3	3	35
1859	2	1	2	7	4	4	6	3	11	5	6	3	54
1860	7	1	9	3	2	9	4	5	0	3	1	5	49
10	34	32	41	46	39	32	39	31	40	46	40	37	457

COUVERT

Nombre de jours pendant lesquels le soleil n'a pas paru.

ANNÉES.	JANVIER.	FÉVRIER.	MARS.	AVRIL.	MAI.	JUIN.	JUILLET.	AOUT.	SEPTEMBRE	OCTOBRE.	NOVEMBRE.	DÉCEMBRE.	TOTAL.
1851	2	1	1	6	2	0	2	0	1	2	0	1	18
1852	4	1	4	5	6	8	2	2	1	1	1	2	37
1853	4	3	2	2	1	7	4	2	1	3	0	4	33
1854	2	4	6	3	8	5	1	1	2	1	2	1	36
1855	4	2	2	1	2	0	2	1	1	1	2	5	23
1856	5	6	7	2	4	1	1	1	1	0	0	0	28
1857	0	2	5	1	0	0	0	1	0	0	0	1	10
1858	0	6	1	0	0	2	1	1	1	0	3	0	15
1859	0	2	3	4	0	1	0	1	1	1	1	3	17
1860	3	6	0	4	1	4	2	1	1	4	3	2	31
10	24	33	31	28	24	28	15	11	10	13	12	19	248

PLUIE.

Nombre de jours de pluie, comprenant sous cette dénomination tous ceux pendant lesquels il a plu peu ou beaucoup (*de* 1851 *à* 1860.)

ANNÉES.	JANVIER.	FÉVRIER.	MARS.	AVRIL.	MAI.	JUIN.	JUILLET.	AOUT.	SEPTEMBRE	OCTOBRE.	NOVEMBRE.	DÉCEMBRE.	TOTAL.
1851	9	5	8	6	10	2	4	3	7	9	9	2	74
1852	5	3	4	7	5	3	5	4	9	11	10	8	74
1853	7	7	13	3	20	5	1	5	5	6	13	7	92
1854	10	0	1	3	10	11	2	1	2	8	11	6	65
1855	9	15	13	8	5	9	2	4	8	16	13	3	105
1855	12	4	7	12	10	7	2	3	14	7	3	6	87
1857	6	6	4	13	6	7	3	7	8	8	5	2	75
1858	4	6	6	6	7	3	5	5	7	8	10	4	71
1859	7	6	2	4	10	10	1	5	3	14	5	10	77
1860	10	3	3	11	10	5	3	2	12	3	15	11	88
10	79	55	61	73	93	62	28	39	75	90	94	59	808

RÉCAPITULATION.

Beau.	2,140 *jours.*
Soleil et nuages	457 »
Couvert	248 »
Pluie	808 »
Total.	3,653 *jours.*

TABLEAU SYNOPTIQUE
DES
OBSERVATIONS THERMOMÉTRIQUES
FAITES
PAR M. LE DOCTEUR B. DE MALHERBE,

Pendant les mois de Janvier, Février, Mars et Avril 1861, pour faire suite à celles de M. de Bréa.

NOTA. — Les chiffres que nous avons obtenus doivent nécessairement être plus élevés, en moyenne, que ceux de M. de Bréa, parce que nos heures d'observation ont été différentes et que nous avons choisi les heures de huit heures du matin, de deux et six heures du soir, comme constatant d'une manière plus exacte *la température diurne,* qui est le côté le plus important pour les malades.

TEMPÉRATURE MOYENNE.

1861	HUIT HEURES MATIN.	DEUX HEURES SOIR.	SIX H. SOIR.	MINIMUM.	MAXIMUM.
Janvier. . . .	7,90	13	8,73	3,50	15,50
Février . . .	9,63	13,70	10	6,50	17
Mars	11,53	15,61	11	8	19,50
Avril	13,57	18,04	14,98	10,5	21

Dans ces quatre mois faisant ensemble cent vingt jours, il y a eu (1) :

	BEAU, SOLEIL.	SOLEIL ET NUAGES.	COUVERT.	COUVERT ET PLUIE.	VENT FORT OU ASSEZ FORT
Janvier . . .	16	14	0	1	4
Février . . .	10	8	2	8	3
Mars.	23	4	0	4	10
Avril	17	10	1	2	11

Les documents qui suivent sont extraits de la *Gazette de Nice* (novembre et décembre 1861). Ils contiennent les articles publiés dans ce journal par M. le docteur Macario et les réponses qui y ont été faites par M. le docteur B. de Malherbe.

DES STATIONS D'HIVER.

Les médecins se trouvent souvent très embarrassés lorsqu'il s'agit de faire le choix d'une station d'hiver pour y envoyer leurs malades atteints de quelques affections chroniques et particulièrement de phthisie pulmonaire, et cela se conçoit, car ils ne connaissent pas généralement les lieux par eux-mêmes. Il importe donc de les renseigner exactement sur les différents climats afin de les mettre à même de choisir avec connaissance de cause.

Nous allons essayer de les éclairer du mieux que nous pourrons sur cet important sujet.

Le climat, on le sait, est le plus puissant des modificateurs dont l'homme puisse éprouver les effets, et du choix des climats dépend souvent le salut des malades.

A l'exemple de notre excellent ami le docteur N. Guéneau de Mussy, nous partageons les climats d'hiver en deux groupes bien distincts, à chacun desquels correspond une classe également bien tranchée de malades.

Dans le premier rang nous rangeons les climats tempérés où l'air est, dans

(1) Nous avons indiqué dans ce tableau les jours de vent fort ou assez fort, donnée qui manque dans les relevés de M. de Bréa et qui a une grande importance pour l'appréciation médicale des climats. On remarque que ces vents sont beaucoup plus fréquents dans les mois de mars et d'avril, c'est-à-dire au printemps qu'en hiver. Il faut aussi faire remarquer que si les deux mois d'hiver de janvier et de février ne donnent ensemble que neuf jours de pluie, les mois de novembre et décembre précédents en avaient donné ensemble quinze.

une certaine mesure, mou et humide ; ce sont les *climats sédatifs* : Pau, Madère, Venise, Pise, Rome, etc., font partie de ce premier groupe. Il ne sera point question ici de ces différentes stations hivernales, car nous ne nous proposons d'étudier dans cet article que les climats du second groupe et en particulier celui de Nice ; nous dirons seulement que le séjour des villes énumérées plus haut convient particulièrement aux malades affectés de phthisie active, de bronchite sèche avec susceptibilité des voies aériennes, d'asthme sec ainsi qu'aux personnes douées d'un tempérament éminemment nerveux, et par conséquent très irritables. Il serait par contre funeste aux malades affectés de phthisie passive ou de bronchite humide et d'asthme catarrhal.

Le deuxième groupe comprend les diverses stations du littoral de la Méditerranée, telles que Hyères, Cannes, Nice, Menton, Saint-Remo, Naples, Palerme, Alger, etc., etc. L'air de ces différents climats est plus sec, plus vif et plus stimulant que celui des stations appartenant au premier groupe. Il convient particulièrement aux malades débilités, languissants, ayant des sécrétions et des exhalations profuses et il serait nuisible aux sujets doués d'une grande susceptibilité nerveuse et d'une activité exagérée des fonctions.

Si on faisait bien cette distinction toutes les fois qu'il s'agit d'envoyer un tuberculeux dans une station d'hiver, on n'éprouverait pas tant de déceptions et les guérisons seraient plus nombreuses. On conçoit qu'à l'époque où la phthisie était regardée comme incurable les médecins ne se souciassent pas de faire un choix judicieux du climat, mais aujourd'hui que la curabilité de cette terrible maladie est constatée et admise par la plupart des praticiens, on ne serait plus excusable de négliger l'étude comparée des différentes stations hivernales, car je le répète, il y va de la vie des malades (1).

A ces deux groupes principaux M. le docteur Bonnet de Malherbe en ajoute un troisième intermédiaire aux deux premiers, et qui semble par conséquent répondre au plus grand nombre des indications. Madère, Menton et Alger constituent, suivant lui, ce troisième groupe (2).

Pourquoi M. Bonnet de Malherbe n'a-t-il pas ajouté à son groupe la station de Nice, puisque de son aveu même, Nice et Menton présentent entre elles de très grandes analogies et offrent des conditions de climat à peu près identiques ? — Nice, en effet, présente à un haut degré toutes les conditions favorables assignées par M. Bonnet de Malherbe au climat de Menton, à savoir : *chaleur tempérée, défense la plus complète possible contre les vents froids, et par conséquent absence de grandes variations atmosphériques*. Nous allons le démontrer.

(1) Nous rapporterons plus loin plusieurs exemples de phthisie pulmonaire bien confirmée qui ont été guéris à l'aide des préparations iodées seules. Que serait-ce si à ces héroïques agents thérapeutiques on ajoutait l'influence bienfaisante des climats d'hiver.

(2) *Du choix d'un climat d'hiver dans le traitement des affections chroniques de a poitrine*. — (*Union méd.* des 18 et 20 octobre 1860).

Dans la disposition du sol des environs de Nice, comme le dit avec une grande justesse M. le docteur Camous, on trouve des localités presque spécifiques pour beaucoup de conditions morbides bien différentes les unes des autres. Il y a, en effet, dans la campagne de Nice des régions qui sont sèches et d'autres humides, de sorte que les caractères généraux du climat se trouvent singulièrement modifiés dans leurs effets suivant les différentes localités de la ville et de ses environs. C'est ainsi, par exemple, que telle région, tel quartier, telle villa, qui convient à une maladie, serait nuisible à une autre. On conçoit dès lors l'importance qu'il y a à bien connaître la topographie médicale des différents quartiers de la ville, si on ne veut pas s'exposer à de fréquents mécomptes. Les malades qui se rendent à Nice pour y rétablir leur santé manquent quelquefois à leur but, dit Richelmi, non par défaut de salubrité du climat, mais parce qu'ils s'y installent au hasard et sans discernement.

Nice est assise au bord d'une plage qui se déploie en forme de conque marine ; autour de la ville, la plaine en s'arrondissant en un vaste cirque, se relève en molles ondulations et en gracieuses collines vers la base des Alpes maritimes. Celles-ci étagent, l'un au-dessus de l'autre, leurs immenses gradins diversement nuancés par la végétation qui les recouvre et par l'azur transparent de l'air qui s'épaissit autour des hautes cimes au milieu desquelles s'élève, comme un géant le Monte Calvo.

L'ensemble du paysage enfermé dans cette enceinte est d'une harmonie indescriptible ; tout est rhythmique dans cette contrée limitée vers le continent, mais ouverte du côté de l'infini des eaux ; tout semble avoir suivi la même loi d'ondulation depuis les hautes montagnes aux cimes arrondies jusqu'aux lignes d'écume faiblement tracées sur le sable.

Nice doit son heureux climat à sa situation topographique, et cela est si vrai qu'à peu de distance de la terre des orangers et des citronniers, à Beuil, par exemple, le froid est extrême ; au mois de novembre il y tombe déjà de la neige, les arbres fruitiers n'y viennent pas et la chaleur s'y fait sentir à peine deux mois de l'année. Tel est l'effet de l'interposition des montagnes et de la nature des vents qu'on peut rencontrer une région très froide dans une contrée qui devrait être chaude par sa latitude.

Défendue contre les vents du Nord par une triple ceinture de montagnes et contre le Mistral par l'Esterel et le Chéron, enserrée de plus près par des collines couvertes d'oliviers qui concentrent sur le bassin où la ville est assise, les rayons d'un soleil presque toujours splendide, la température y est douce et tempérée, le ciel presque toujours serein et le printemps perpétuel.

Nicœa est Natale solum, clementia cœli
Mitis, ubi est riguæ larga indulgentia terræ.
Ver longum, brumæque breves, juga frondea subsunt.

(AUSONIUS.)

Cela étant, on ne comprend vraiment pas comment M. le docteur Bonnet de

Malherbe a pu avancer que Nice n'est pas bien protégée contre le Mistral. C'est là une erreur dont il est facile de se convaincre en jetant un simple coup d'œil sur la configuration du bassin niçois.

Ce vent y est, au contraire, extrêmement rare, car on ne saurait trop le répéter, les montagnes de la Provence sont là pour l'arrêter dans sa course. En effet, il arrive parfois qu'en partant de Nice par un très bon vent pour se rendre par mer à Marseille, on rencontre au-delà du Cap Napoule, à seize kilomètres de distance, le terrible Mistral qui ne dépasse pas cette pointe et force les voyageurs à rétrograder, afin de venir chercher un abri dans la baie de Nice.

Ce n'est que lorsqu'il enfile la vallée du Rhône que le Mistral peut se précipiter sur le bassin de Nice et encore ne nous arrive-t-il alors que considérablement affaibli, au point qu'on ne croirait vraiment pas que c'est le même vent qui fait tant de ravages en Provence.

Le vent qui souffle avec le plus d'impétuosité sur notre plage est celui d'Est, le même qui se fait sentir à Menton avec la différence qu'il y est plus fréquent qu'à Nice. Ce n'est pas tout : Menton est en outre exposé au vent du Sud-Est. Or, suivant Fodéré, les vents d'Est et de Sud-Est sont des vents desséchants et *extrêmement nuisibles aux plantes et aux animaux.*

Quant au vent du Nord il souffle rarement avec violence, car la chaîne des Alpes lui oppose une forte barrière. Le vent du Nord-Est est plus fréquent, mais après tout il ne se fait guère sentir avec véhémence que huit à douze jours par an.

Parmi les vents du Sud il n'y a que celui du Sud-Est (*libeccio*) qui agite violemment l'atmosphère niçoise.

Risso avait donc raison de dire que Nice est la ville la plus abritée de toutes celles qui bordent au Nord la Méditerranée. Et comment en serait-il autrement, bornée comme elle l'est à l'Est et à l'Ouest par des longues collines qui vont par échelons s'adosser vers le Nord à de hautes montagnes dominées elles-mêmes par un double rang de monts plus élevés ? C'est comme on le voit une position presqu'unique en Europe, une véritable serre-chaude, suivant l'expression de M. Roubaudi, où le thermomètre descend rarement au-dessous de zéro pendant l'hiver.

M. Bonnet de Malherbe, pour établir la supériorité du climat de Menton sur celui de Nice, s'appuie sur l'état de la végétation dans les deux contrées. Il prétend qu'à Menton les citronniers prospèrent en plein champ tandis qu'à Nice on n'en compte que des individus isolés. C'est encore là une erreur. Dans le vallon de Magnan, en effet, qui passe pour un des quartiers les moins chauds de Nice, on voit dans la propriété du comte de Saissy un grand nombre de citronniers d'une très belle venue et pour le moins égaux à ceux de Menton. En outre, il est notoire que nos oliviers sont bien plus développés que ceux de Menton.

Dans la description de Nice et de ses environs nous constaterons qu'il y a des quartiers plus considérables, sous le rapport de l'étendue, que toute la ville de Menton qui se trouvent dans des conditions climatériques uniques et sans rivaux sur les bords de la Méditerranée.

Les quartiers qui sont situés sur les bords de la mer sont exposés au midi et reçoivent directement le vent du Sud ; ils sont très recherchés par les étrangers ; ce sont la *Promenade des Anglais*, qui s'étend depuis l'embouchure du Magnan jusqu'à celle du Paillon, le *Boulevard du Midi*, la *Terrasse*, les *Ponchettes* et le *Lazaret*; ils reçoivent le soleil depuis son lever jusqu'à son coucher, de sorte que la température y est toujours très élevée. Les Ponchettes particulièrement sont de quelques degrés plus chaudes que les autres quartiers, parce qu'elles sont abritées complétement des vents du Nord et de l'Est. Le Lazaret au delà du port est aussi très chaud et très salubre, il est à l'abri des vents de l'Est et du Nord-Est, les plus fréquents sur nos rivages.

Du Lazaret on jouit en outre d'admirables points de vue. Du perron de la villa Saint-Aignan, par exemple, le golfe de Nice ressemble à un vrai lac, borné au Nord par la plage, le rocher du vieux château et les Alpes, à l'Ouest par la côte d'Antibes et les montagnes de l'Esterel et au Sud par les arbres du jardin qui interceptent la vue du côté de la haute mer. C'est un des plus beaux panoramas qu'il soit donné de contempler. Il est question de construire dans ce beau quartier une villa impériale.

Toutes ces expositions au midi en face de la mer reçoivent en outre les émanations marines que leur apportent les brises méridionales, et, lorsque le vent souffle avec force, les vagues qui viennent se briser contre le rivage projettent dans l'air une poussière humide qui s'étend à plusieurs kilomètres des côtes.

Dr Macario.

» Menton, 2 décembre 1860.

A M. LE RÉDACTEUR DE LA *Gazette de Nice*.

Monsieur ,

Bien que, par un sentiment qui sera surtout compris des médecins, je me sente peu de goût pour engager une polémique médicale dans un journal politique, j'aurais répondu plus tôt à ce qui me concerne dans le feuilleton de M. le docteur Macario, publié le 24 novembre, si l'annonce d'une suite à ce travail ne m'avait fait supposer qu'il pourrait encore être question de moi, et préférer attendre un peu, afin de répondre en une fois et de ne pas être obligé de recourir trop souvent à l'hospitalité que je sollicite de votre journal.

Aujourd'hui, le second feuilleton de M. Macario met naturellement fin à cette situation, je m'y retrouve sur la sellette et je ne crois pas pouvoir différer plus longtemps ma réponse.

En publiant mon travail sur cette intéressante question des *stations d'hiver*, que traite aujourd'hui M. Macario, je ne m'étais pas dissimulé les nombreuses difficultés qu'elle présente. Il y en a deux surtout qui sont bien faites pour exciter de légitimes appréhensions : la première, c'est que la question est si complexe et si étendue que la vie d'un homme ne suffirait pas pour en étudier tous les éléments et qu'en s'appuyant sur son expérience personnelle, il faut bien aussi, très souvent, faire appel à celle de ses devanciers ; la seconde, c'est que, quelques efforts que l'on fasse pour être impartial et même bienveillant, on ne dit jamais assez de bien, au gré de quelques exigences. Tous les peintres vous diront combien il est difficile de faire le portrait d'une jolie femme ; quelque soin qu'on y mette, elle n'est jamais assez... ressemblante.

Dans le peu que j'ai dit sur le climat de Nice, j'ai conscience de ne m'être pas écarté des deux conditions que je viens d'indiquer, impartialité et bienveillance. Cependant ce soin ne m'a pas mis à l'abri des reproches de M. Macario, et j'ai d'autant plus à cœur de m'en disculper qu'une circonstance que j'ignorais et que je n'ai pas tardé à apprendre depuis que j'habite votre département, m'en impose plus impérieusement le devoir, je veux parler de la rivalité qui existe entre Nice et Menton et qui, des régions un peu subalternes où elle se produit trop activement, ne s'élèvera pas, je l'espère bien, jusqu'au corps médical. Je suis sûr, pour mon compte, d'être resté et de rester toujours étranger à un pareil sentiment.

En divisant, comme je l'ai fait, les stations hivernales en deux groupes principaux et en étant d'accord avec moi sur les stations qui composent ces deux groupes, M. Macario me reproche d'en avoir établi un troisième, intermédiaire aux deux premiers, dans lequel j'ai fait figurer Menton, sans y ajouter Nice, bien que, de mon aveu, ces deux stations présentent entre elles de grandes analogies et offrent des conditions de climat à peu près identiques.

Cela est vrai, et M. Macario aurait pu ajouter qu'en étudiant les quatre stations voisines, trop voisines peut-être pour n'être pas un peu rivales, d'Hyères, Cannes, Nice et Menton, je les ai rangées, par voie d'analogie, toutes les quatre dans la même catégorie, que je n'ai pas admis les différences exagérées, suivant moi, que la plupart des auteurs de notices ont constatées, que je n'y ai vu que *des nuances*, et que c'est d'après ces nuances que j'ai fait figurer Menton seule dans mon groupe intermédiaire, parce que, en effet, je crois Menton mieux protégée que Nice contre les vents de Nord et de Nord-Ouest. En exprimant cette opinion je n'ai pas exprimé la mienne seulement, mais aussi celle de deux auteurs dont M. Macario admet, — comme moi, l'autorité, MM. Carrière et Guéneau de Mussy.

Pour restreindre, autant que possible, les limites de cette lettre, je me bornerai à indiquer l'opinion de M. Guéneau de Mussy que, comme M. Macario, j'aime à citer : « Sur la même ligne que le Canet, dit notre savant confrère, et peut-être au-dessus, se place Menton, entourée d'une ceinture de » montagnes qui la protége des vents. Menton a une température supérieure » à celle de Nice et d'Hyères, et l'air y est moins vif, moins stimulant, il tend

» déjà à former *un climat intermédiaire* aux groupes que je viens d'indi-
» quer (1). »

Mais il y a une considération plus péremptoire encore que l'opinion des médecins, quelque autorisés qu'ils puissent être, c'est la configuration des lieux, ce sont des produits de la végétation. Or, à ce sujet, je dois citer M. Carrière ; on est heureux, en effet, dans un débat de cette nature, de pouvoir dégager complétement sa personnalité et de placer son opinion sous la sauvegarde d'observateurs comme MM. Carrière et Guéneau de Mussy.

« Le citronnier, dit M. Carrière, qui fournit de si merveilleuses récoltes dans
» la vallée de Menton, ne compte à Hyères et à Nice que des individus isolés ;
» en plein champ *il y prospère peu, ou n'y prospère pas.* Cette différence
» aura toute sa signification lorsqu'on saura que cet arbre exige une tempé-
» rature plus élevée et plus soutenue que celle qui est nécessaire pour la cul-
» ture de l'oranger. Ses fleurs et ses fruits se renouvellent sans cesse : il est
» délicat, parce que, en travail toute l'année, il semble privé de cette sorte de
» sommeil hivernal qui règne, pendant toute une saison, sur la nature végé-
» tale (2). »

Un argument de cette nature me semble irrésistible ; il n'est pas nécessaire d'être médecin pour le comprendre, il est à la portée de tout le monde, et c'est une raison de plus pour que j'y insiste, les lecteurs auxquels s'adresse, par la voie de votre journal, le travail de M. Macario, étant, pour la plupart, étrangers au public médical.

Il est vrai que, dans son second article, M. Macario parle des citronniers qu'il a découverts à Magnan, dans la propriété de M. le comte de Saissy ; mais cela ne contredit point ce qu'a avancé M. Carrière, ce que j'ai vu et avancé après lui, c'est-à-dire qu'à Nice la culture du citronnier est l'exception et qu'à Menton elle est la règle.

Un mot maintenant à propos du second reproche que m'adresse M. Macario, pour avoir dit que Nice n'est pas bien défendue contre le Mistral. Je tiens à rétablir mon texte ; j'ai dit : » *incomplétement défendue.* » Ce n'est pas tout à fait la même chose, et mon honorable confrère comprendra d'autant mieux que je tienne à cette rectification que, sur ce point important, elle me met d'accord avec lui, puisqu'il dit lui-même que « lorsque le Mistral enfile la vallée du Rhône il se précipite dans le bassin de Nice, mais qu'il n'y arrive que considérablement affaibli. » — Je n'ai pas voulu dire autre chose.

Ces explications données, je crois pouvoir conclure en disant : que j'ai la conscience d'être resté, dans mon travail, spécialement pour ce qui concerne Nice, dans les limites de l'impartialité, dans la vérité des faits, que j'ai été beaucoup plus bienveillant que plusieurs observateurs, notamment que M. Barth, dans sa notice sur Hyères, que j'ai le bonheur d'être complétement

(1) *Leçons cliniques sur la Tuberculation pulmonaire.* — Paris 1860.

(2) *Le Climat de l'Italie sous le rapport hygiénique et médical.* — Paris, 1849.

d'accord avec des médecins comme MM. Carrière et Guéneau de Mussy, ce qui me consolerait facilement de ne pas l'être avec Ausone, car j'ai appris à me défier des poètes en matière d'appréciations de climats; mais je suis d'accord avec Ausone lui-même, à la condition cependant qu'on ne traduise pas *ver longum* par *printemps perpétuel.*

En vous demandant l'insertion de cette lettre dans un de vos plus prochains numéros je vous prie, monsieur le Rédacteur, de vouloir bien agréer mes salutations les plus distinguées.

Dr BONNET DE MALHERBE.

Nice, le 14 décembre 1860.

A M. LE DOCTEUR BONNET DE MALHERBE, A MENTON.

Monsieur et honoré Confrère,

Permettez-moi de répondre directement à la lettre, en date du 2 décembre, que vous avez adressée au Rédacteur de la *Gazette de Nice* et dans laquelle mon nom a été souvent prononcé. Et d'abord j'espère comme vous que le corps médical restera toujours étranger à la rivalité que vous dites exister entre Nice et Menton; en tous cas ce ne sera pas moi qui ferai descendre la science des hauteurs où elle plane pour la mêler à des questions d'intérêt local. Comme vous, je consacre toutes mes facultés à la recherche de la vérité, et c'est pour lui rendre hommage que j'ai combattu quelques-unes des assertions qui m'ont paru inexactes sur le climat de Nice que vous avez consignées dans votre intéressant mémoire sur le *Choix d'un climat d'hiver*.

Vous dites, en effet, que Menton est mieux protégé que Nice contre les vents du Nord et du Nord-Ouest.

Si on compare en bloc la vallée de Menton au bassin de Nice sans tenir compte des proportions, vous avez raison, mais le contraire a lieu si les proportions ne sont point négligées, je m'explique : il est vrai d'une manière générale que le bassin niçois est plus exposé à ces vents que celui de Menton; mais il est également vrai que l'étendue du premier est de beaucoup supérieure à celle du second. Or, dans le bassin de Nice il y a des quartiers, des régions complétement abrités des vents dont vous parlez, qui, sous le rapport de l'étendue, sont trois, quatre, cinq fois supérieurs à tout le Mentonnais.

La base de Cimiès seule, par exemple, qui comprend les campagnes de Carabacel et de Saint-Barthélemy est dans ce cas; elle forme des plis de terrain qui, pendant l'hiver, sont de véritables serres-chaudes; elles reçoivent directement le Sud, et les vents du Nord et du Nord-Est n'y peuvent pénétrer en aucune façon. Pouvez-vous en dire autant de Menton? Certes non, car la vallée de la Creis y donne un accès assez facile au vent du Nord, et par conséquent Menton n'est pas aussi abrité de ce vent qu'on pourrait le croire. Il en résulte donc naturellement que la question que nous débattons se trouve résolue pour tout observateur impartial en faveur de Carabacel et de Saint-Barthélemy. Ces quartiers forment véritablement le groupe *intermédiaire* des stations hivernales dont vous parlez dans votre brochure. La température, en en effet, y est chaude et égale, l'air de la mer y arrive déjà affaibli, et partant moins vif, et moins stimulant, l'atmosphère y est imprégnée d'un degré d'humidité convenable et la végétation y pousse même dans le cours de l'hiver, avec une vigueur extraordinaire; c'est ici vraiment le cas de dire qu'il y règne non seulement *ver longum*, mais un printemps perpétuel; je maintiens le mot.

En outre, les Ponchettes et le Lazaret, quartiers situés sur les bords de la mer, se trouvent dans d'excellentes conditions; ils sont à l'abri des vents d'Est et de Nord-Est, les plus fréquents sur notre rivage.

Ce n'est pas tout: dans les environs immédiats de Nice on trouve Villefranche, Beaulieu, la petite Afrique et la campagne d'Eza dont les conditions climatériques peuvent soutenir avec avantage la comparaison avec les meilleures stations du littoral de la Méditerranée.

Passons maintenant aux produits de la végétation. Le citronnier, répétez-vous d'après M. Carrière, le citronnier qui fournit de si merveilleuses récoltes dans la vallée de Menton ne compte à Nice que des individus isolés, *en plein champ il prospère peu, ou n'y prospère pas*, et vous insistez sur ce fait avec complaisance; « un argument de cette nature, dites-vous, me semble irrésis- » tible; il n'est pas nécessaire d'être médecin pour le comprendre, il est à la » portée de tout le monde. » Mais hélas! le fait sur lequel vous vous appuyez avec tant d'insistance pour établir la supériorité du climat de Menton sur celui de Nice est un fait imaginaire, il n'existe pas. M. Carrière a très mal vu lorsqu'il a dit que le citronnier prospère peu ou ne prospère pas à Nice. Je vous ai déjà parlé des citronniers qui se trouvent à Magnan, dans la propriété du comte de Saissy, je vais vous en citer d'autres: à Fabron, à 250 ou 300 mètres au-dessus du niveau de la mer, dans la campagne d'un de nos honorables confrères de Nice, M. le docteur Giacobi, on remarque une allée de citronniers en plein vent d'une végétation luxuriante dont les fruits atteignent jusqu'à 25 centimètres de diamètre; à Carras, près Sainte-Hélène, dans la propriété de M. Saint-Aubin, on voit d'admirables plantations de cet arbre toujours couvert de fleurs et de fruits en décembre comme en juillet; on en voit également et d'une très belle venue dans la campagne de M. le comte de Pierlas, à Cimiez. Que dis-je, on en voit partout et à toutes les expositions, tous les propriétaires, tous les colons en cultivent quelques plants pour leur usage particulier, et pour nier le fait il faut vraiment vouloir fermer les yeux à la lumière; et si à Nice on ne se livre pas à la culture de cet aurantiacé, c'est qu'on n'y trouve aucun bénéfice. Les habitants de nos campagnes préfèrent s'adonner à la culture des fleurs pour la parfumerie et à celle des autres arbres fruitiers, tels que l'olivier, l'abricotier, le figuier, et surtout l'oranger dont les fruits se vendent jusqu'à 50 centimes la pièce à Paris, tandis que les citrons ne se vendent que 10 cent. Telles sont les véritables raisons pour lesquelles le citronnier n'est point cultivé en grand dans la campagne de Nice.

Avant de terminer, permettez-moi de vous assurer, mon cher confrère, que si j'ai essayé de relever les assertions, à mon sens, inexactes que vous avez reproduites d'après M. Carrière, dans votre remarquable travail sur le choix d'un climat d'hiver, c'est uniquement pour rétablir les faits dans leur vérité et nullement pour déprécier le climat de Menton que je proclame avec vous excellent et que je place *sur la même ligne* que celui de Nice, mais non au-dessus, car, on ne saurait trop le répéter. si dans le bassin niçois nous avons des régions inférieures sous le rapport climatérique à la vallée de Menton, nous en avons bien d'autres plus étendues que tout le Mentonnais qui lui sont au moins égales, sinon supérieures.

Le livre de M. Carrière, je le sais, a induit en erreur un grand nombre de médecins soit en France, soit à l'étranger, sur la topographie médicale de Nice, et je vous avoue franchement que je ne prendrai point de repos tant que je n'aurai pas rétabli les faits dans leur vrai jour et détruit les injustes préventions que ce livre a fait naître dans l'esprit du corps médical, et déjà, je suis fier de le dire, mes efforts ont obtenu un beau commencement de succès à l'Académie impériale de médecine de Paris, qui est de nature à me faire persévérer dans la voie où je me suis engagé.

Vous qui êtes un homme de progrès, qui, comme moi, consacrez vos facultés au culte de la science et au soulagement de l'humanité, vous comprendrez facilement que c'est un motif tout scientifique et tout humanitaire qui me fait agir dans la circonstance.

Agréez en attendant, mon cher confrère, l'assurance de mes meilleurs sentiments.

Le chevalier docteur MACARIO.

Menton, le 18 décembre 1860.

A M. LE DOCTEUR CHEVALIER MACARIO, A NICE.

Monsieur et honoré confrère,

Le peu de goût que je ressens et que j'ai déjà exprimé, non comme une vaine précaution oratoire, pour prolonger le débat que vous avez soulevé au sujet de l'appréciation comparative des climats de Nice et de Menton, m'avait empêché de répondre à ce que j'avais remarqué d'erroné dans la lettre récemment publiée par un propriétaire de Nice, sur la culture du citronnier dans la campagne niçoise. Quelque sollicité que j'y fusse par les propriétaires mentonnais qui jetaient les hauts cris, je m'étais borné à dire, comme le personnage célèbre d'une comédie moderne : « *Ceci rentre dans l'agriculture.* »

Mais aujourd'hui que les assertions du propriétaire niçois, reproduites par vous, empruntent à votre plume une nouvelle autorité, je rentre, quoique à regret, dans la lice, provoqué que j'y suis par la lettre que vous m'avez fait l'honneur de m'adresser personnellement.

Et d'abord je dois vous dire que c'est à tort, suivant moi, que vous incriminez l'appréciation de M. Carrière au sujet de la culture du citronnier dans la campagne de Nice ; je crois qu'il a *bien vu*, et j'ai vu comme lui, il y a huit jours encore, que si cette culture réussit, ce que je ne conteste pas, dans quelques endroits bien abrités, comme les propriétés de MM. de Saissy, Saint-Aubin, Giacobi,

Il en est jusqu'à trois que je pourrais nommer,

Elle n'est qu'exceptionnelle et non générale, comme je l'ai dit.

Il est vrai que vous vous empressez d'ajouter, après M. Saint-Aubin, que si à Nice on ne se livre pas à la culture de cet aurantiacé, c'est qu'on n'y trouve aucun bénéfice ; que les habitants des campagnes préfèrent celle de l'oranger dont les fruits se vendent jusqu'à 50 centimes la pièce, à Paris, tandis que les citrons ne se vendent que 10 centimes.

Mais il y a là une grosse erreur, qui a dû sauter aux yeux de tout le monde et que je m'étonne que vous ayez reproduite après plusieurs jours de réflexion. En admettant que le prix des oranges à Paris puisse aller quelquefois jusqu'à ce chiffre fantastique de 50 centimes la pièce, il ne s'appliquerait qu'à des produits de choix, comme ceux de Portugal, de Malte, de Blidah, etc. ; mais ceux de Nice, pas plus que de Menton, ne peuvent jamais y prétendre. De plus, pour que le calcul soit juste, ce n'est pas le prix de vente à Paris, qu'il faut considérer, mais le prix de vente dans le pays de la culture. Or, puisque je suis obligé d'entrer dans ces détails, il résulte de renseignements que j'ai puisés aux meilleures sources et que je vous engage à vérifier, que le cours moyen, depuis cinq à six ans, à Menton — et à Nice sans doute, — est de 14 à 15 francs *le mille* pour les oranges et de 18 à 20 francs pour les citrons ; ces prix tendent à augmenter depuis l'annexion ; qu'enfin un hectare de terrain planté en citronniers donne un produit au moins double d'un hectare planté en orangers.

Quant à ce que vous dites de ces citrons gigantesques qui, dans la propriété de M. Giacobi, atteindraient jusqu'à *vingt-cinq centimètres* de diamètre, il y a évidemment là une faute d'impression, et ces citrons doivent être des citrouilles.

Un mot maintenant sur une autre erreur que vous avez commise et à laquelle j'attache plus d'importance, dans ce que vous avez dit de la vallée de Creis à Menton, (c'est de *Carei* que vous avez voulu dire) qui, suivant vous, donnerait un accès facile au vent du nord. Cette vallée, je vous l'affirme, est une des mieux abritées que je connaisse ; c'est celle où se trouvent les plus belles cultures de citronniers, c'est celle, avec la vallée des Cabrolles, que j'indique le plus volontiers aux malades comme but de promenade.

Et à ce sujet, s'il pouvait rester le moindre doute dans votre esprit, permettez-moi de vous renvoyer à un juge compétent et impartial, qui a habité Menton plusieurs hivers et que Nice possède aujourd'hui. Ce juge que vous avez, comme moi, je crois, l'honneur de connaître et qui, par un heureux privilége, a su allier les travaux de la politique, où il a conquis une juste renommée (1), à la culture des sciences, vous dira si je me trompe dans cette appréciation.

Ces rectifications faites, et pour clore un débat que je n'ai point soulevé et à la prolongation duquel la science n'aurait pas, je crois, grand'chose à gagner, permettez-moi, mon cher confrère, sans batailler davantage sur des questions de détail, d'ajouter quelques mots qui vous prouveront que nous sommes bien près de nous entendre. Je crois, comme vous, que le bassin de Nice est un pays privilégié, bien digne de fixer l'attention des médecins et d'attirer les nombreux étrangers qui y affluent. J'ai dit, comme vous, avec moins d'autorité sans doute, et plus sommairement, comme l'étendue de mon sujet et mon cadre plus restreint m'en imposaient l'obligation, que Nice en particulier offrait d'excellents quartiers pour les malades, tels que ceux de Cimiès et Carabacel. Maintenant, unissons nos efforts, joignons nos voix à toutes celles qui réclament pour ce merveilleux pays, en faveur duquel la nature a tant fait, les travaux des hommes dont un si grand nombre restent à faire et pour lesquels nous sommes encore plus en retard à Menton qu'à Nice ; qu'on arrange vos chemins que je trouvais détestables ces jours passés, dans mes courses à la recherche des citronniers ; que l'on fasse quelques promenades plantées d'arbres pour se mettre à l'abri du soleil qui, par un heureux excès, est quelquefois importun au mois de décembre ; qu'on balaye et qu'on arrose vos rues, etc., et je serai heureux, dans ma modeste sphère, de recommander Nice, toutes les fois que j'en trouverai l'occasion, comme l'une des meilleures et surtout des plus agréables stations hivernales du monde. Vienne ensuite le chemin de fer qui, d'ici à quelques années, doit nécessairement mettre Menton à une demi heure du chef-lieu, et vous serez le premier, j'en suis convaincu, à conseiller Menton comme l'un des meilleurs quartiers de Nice.

Dans cet espoir, je vous prie d'agréer, mon cher confrère, l'assurance de mes meilleurs sentiments.

» Docteur Bonnet de Malherbe. »

(1) M. le comte de Montalivet.

PARIS. — IMP. FÉLIX MALTESTE ET Cie, RUE DES DEUX-PORTES-S.-SAUVEUR, 22.

www.ingramcontent.com/pod-product-compliance
Ingram Content Group UK Ltd.
Pitfield, Milton Keynes, MK11 3LW, UK
UKHW020452180726
13839UKWH00004B/1790

9 782329 139111